中医药 应对重大公共卫生事件策略与疫病防治

主 编 王洪海 杨海燕

中国健康传媒集团

中国医药科技出版社

内容提要

为提高应对重大公共卫生事件和疫病防治能力，充分发挥中医药在公共卫生事件和疫病应急处置中的作用，按照国家中医药管理局《关于印发国家中医药应对重大公共卫生事件和疫病防治骨干人才库建设方案的通知》的要求，特编写本书。主要内容包括中医药应对重大公共卫生事件策略，中医疫病学理论知识及典型案例讲解，新冠肺炎的中西医结合治疗，中医药在新冠肺炎预防、治疗、康复、护理中的应用、优势及典型病例讲解，常见突发情况应急救治策略，常见传染病的消毒、隔离、防护规范，常见传染病的检测技术规范，常见传染病的诊断与治疗等。本书可供公共卫生相关工作人员查阅、参考。

图书在版编目（CIP）数据

中医药应对重大公共卫生事件策略与疫病防治 / 王洪海，杨海燕主编 . —北京：中国医药科技出版社，2022.1

ISBN 978-7-5214-2761-5

Ⅰ.①中… Ⅱ.①王… ②杨… Ⅲ.①中国医药学 – 应用 – 公共卫生 – 突发事件 – 卫生管理 – 研究 – 中国 ②传染病防治 – 中医治疗法 Ⅳ.① R199.2 ② R259.1

中国版本图书馆CIP数据核字（2021）第245338号

美术编辑 　陈君杞
版式设计 　南博文化

出版 　**中国健康传媒集团** | 中国医药科技出版社
地址 　北京市海淀区文慧园北路甲22号
邮编 　100082
电话 　发行：010-62227427 　邮购：010-62236938
网址 　www.cmstp.com
规格 　787×1092mm $\frac{1}{16}$
印张 　10 $\frac{1}{2}$
字数 　228千字
版次 　2022年1月第1版
印次 　2022年1月第1次印刷
印刷 　三河市航远印刷有限公司
经销 　全国各地新华书店
书号 　ISBN 978-7-5214-2761-5
定价 　**69. 00 元**

获取新书信息、投稿、为图书纠错，请扫码联系我们。

编 委 会

主　编　王洪海　杨海燕

副主编　李燕村　刘　婷

编　委　黄金静　赵若曦

　　　　张岱康　杨鸿宇

编写说明

为提高应对突发重大公共卫生事件和疫病防治能力，充分发挥中医药在公共卫生事件和疫病应急处置中的作用，保护人民群众身体健康和生命安全，按照国家中医药管理局《关于印发国家中医药应对重大公共卫生事件和疫病防治骨干人才库建设方案的通知》的要求，特编写本书。主要内容包括与突发公共卫生事件有关的政策法规，重症急性呼吸综合征与新型冠状病毒肺炎的诊疗方案，中医疫病学理论知识及典型案例讲解，五运六气理论在疫病防治中的应用及案例分析，新冠肺炎的中西医结合治疗，中医药疫病防治能力，中医药在新冠肺炎治疗、护理中的应用、优势及典型病例讲解，新冠肺炎防控与护理措施，常见传染病的消毒、隔离、防护规范，常见传染病的诊断与治疗等。

本书系统梳理了中医药应对重大公共卫生事件和疫病防治理论体系，可供公共卫生相关工作人员查阅、参考。

本书为完成山东省卫生健康委"中医药应对重大公共卫生事件和疫病防治骨干人才培训"项目而编写出版。

由于时间及编者水平所限，书中可能存在疏漏之处，敬请各位同行及读者不吝赐教。

编　者
2021年10月28日
于山东中医药大学

目 录

第一篇

突发公共卫生事件政策法规

突发公共卫生事件概述

突发公共卫生事件，是指突然发生，造成或者可能造成社会公众健康严重损害的重大传染病疫情、群体性不明原因疾病、重大食物和职业中毒以及其他严重影响公众健康的事件。

（一）事件划分

根据突发公共卫生事件性质、危害程度、涉及范围，突发公共卫生事件可划分为特别重大（Ⅰ级）、重大（Ⅱ级）、较大（Ⅲ级）和一般（Ⅳ级）四级。

1.有下列情形之一的为特别重大突发公共卫生事件（Ⅰ级）

（1）肺鼠疫、肺炭疽在大、中城市发生并有扩散趋势，或肺鼠疫、肺炭疽疫情波及2个以上的省份，并有进一步扩散趋势。

（2）发生传染性非典型肺炎、人感染高致病性禽流感病例，并有扩散趋势。

（3）涉及多个省份的群体性不明原因疾病，并有扩散趋势。

（4）发生新传染病或我国尚未发现的传染病发生或传入，并有扩散趋势，或发现我国已消灭的传染病重新流行。

（5）发生烈性病菌株、毒株、致病因子等丢失事件。

（6）周边以及与我国通航的国家和地区发生特大传染病疫情，并出现输入性病例，严重危及我国公共卫生安全的事件。

（7）国务院卫生计生行政部门认定的其他特别重大突发公共卫生事件。

2.有下列情形之一的为重大突发公共卫生事件（Ⅱ级）

（1）在一个市（县）行政区域内，一个平均潜伏期内（6天）发生5例以上肺鼠疫、肺炭疽病例，或者相关联的疫情波及2个以上的市（县）。

（2）发生传染性非典型肺炎、人感染高致病性禽流感疑似病例。

（3）腺鼠疫发生流行，在一个市（地）行政区域内，一个平均潜伏期内多点连续发病20例以上，或流行范围波及2个以上市（地）。

（4）霍乱在一个市（地）行政区域内流行，1周内发病30例以上，或波及2个以上市（地），有扩散趋势。

（5）乙类、丙类传染病波及2个以上市（县），1周内发病水平超过前5年同期平均发病水平2倍以上。

（6）我国尚未发现的传染病发生或传入，尚未造成扩散。

（7）发生群体性不明原因疾病，扩散到县（区）以外的地区。

（8）发生重大医源性感染事件。

（9）预防接种或群体预防性服药出现人员死亡。

（10）境内外隐匿运输、邮寄烈性生物病原体、生物毒素造成我境内人员感染或死亡的。

（11）省级以上人民政府卫生计生行政部门认定的其他重大突发公共卫生事件。

3.有下列情形之一的为较大突发公共卫生事件（Ⅲ级）

（1）发生肺鼠疫、肺炭疽病例，一个平均潜伏期内病例数未超过5例，流行范围在一个市（县）行政区域以内。

（2）腺鼠疫发生流行，在一个市（县）行政区域内，一个平均潜伏期内连续发病10例以上，或波及2个以上市（县）。

（3）霍乱在一个市（县）行政区域内发生，1周内发病10~30例，或波及2个以上市（县），或市（地）级以上城市的市区首次发生。

（4）一周内在一个市（县）行政区域内，乙、丙类传染病发病水平超过前5年同期平均发病水平1倍以上。

（5）在一个市（县）行政区域内发现群体性不明原因疾病。

（6）预防接种或群体预防性服药出现群体心因性反应或不良反应。

（7）市（地）级以上人民政府卫生计生行政部门认定的其他较大突发公共卫生事件。

4.有下列情形之一的为一般突发公共卫生事件（Ⅳ级）

（1）腺鼠疫在一个市（县）行政区域内发生，一个平均潜伏期内病例数未超过10例。

（2）霍乱在一个市（县）行政区域内发生，1周内发病10例以下。

（3）县级以上人民政府卫生行政部门认定的其他一般突发公共卫生事件。

（二）事件特点

第一个特点就是成因的多样性。比如，各种烈性传染病。许多公共卫生事件与自然灾害也有关，比如说地震、水灾、火灾等，像2008年发生的汶川大地震，最重要的就是地震以后会不会引起新的、大的疫情，要做到大灾之后无大疫是很艰难的，所以党中央也高度重视地震是否引起新的疫情，各级政府部门非常关注，从而避免了大灾之后必然有大疫的情况。公共卫生事件与事故灾害也密切相关，比如环境污染、生态破坏、交通事故等。社会安全事件也是形成公共卫生事件的一个重要原因，如生物恐怖等。另外，还有动物疫情、致病微生物、药品危险、食物中毒、职业危害等。

第二个特点是分布的差异性。在时间分布差异上，不同的季节，传染病的发病率也会不同，比如SARS往往发生在冬、春季节，肠道传染病则多发生在夏季。分布差异性还表现在空间分布差异上，传染病的区域分布不一样，像我们国家南方和北方的传染病就不一样，此外还有人群的分布差异等。

第三个特点就是传播的广泛性。尤其是当前我们正处在全球化的时代，某一种疾病可以通过现代交通工具跨国流动，而一旦造成传播，就会成为全球性的传播。另外，传染病一旦具备了三个基本流通环节，即传染源、传播途径以及易感人群，它就可能在毫无国界情况下广泛传播。

第四个特点是危害的复杂性。也就是说，重大的卫生事件不但对人的健康有影响，而且对环境、经济乃至政治都有很大的影响。比如2003年的SARS流行，尽管患病的人数不是最多，但对我们国家造成的经济损失确实很大。

第五个特点是治理的综合性。治理需要四个方面的结合，第一是技术层面和价值层面的结合，我们不但要有一定的先进技术，还要有一定的投入；第二是直接任务和间接任务相结合，它即是直接的愿望也是间接的社会任务，所以要结合起来；第三是责任部门和其他部门结合起来；第四是国际和国内结合起来。只有通过综合的治理，才能使公共事件得到很好的治理。另外，在解决治理公共卫生事业时，还要注意解决一些深层次的问题，比如社会体制、机制的问题；工作效能问题以及人群素质的问题，所以要通过综合性的治理来解决公共卫生事件。

第六个特点是新发的事件不断产生。比如1985年以来，艾滋病的发病率不断增加，严重危害着人们的健康；2003年，非典疫情引起人们的恐慌；近年来，人禽流感疫情使人们谈禽色变；以及前段时间的人感染猪链球菌病、手足口病等都威胁着人们的健康。

第七个特点是种类的多样性。引起公共卫生事件的因素多种多样，比如生物因素、自然灾害、食品药品安全事件、各种事故灾难等。

第八个特点是食源性疾病和食物中毒的问题比较严重。比如1988年上海甲肝暴发；1999年宁夏沙门菌污染食物中毒；2001年苏皖地区肠出血性大肠埃希菌食物中毒；2002年南京毒鼠强中毒品；2004年劣质奶粉事件等。这些事件都属于食源性疾病和食物中毒引起的卫生事件。

第九个特点是公共卫生事件频繁发生。这公共卫生的建设及公共卫生的投入都有关系，公共卫生事业经费投入不足；忽视生态的保护以及有毒有害物质滥用和管理不善，都会使公共卫生事件频繁发生。

第十个特点是公共卫生事件的危害严重。公共卫生事件不但影响我们的健康，还影响社会的稳定，影响经济的发展。公共卫生事件有很多的特点，管理公共卫生事件的有关部门一定要掌握这样一些特点。《突发公共卫生事件应急条例》是为了有效预防、及时控制和消除突发公共卫生事件的危害，保障公众身体健康与生命安全，维护正常的社会秩序，而制定的行政法规。

突发公共卫生事件应急条例

（2003年5月9日中华人民共和国国务院令第376号公布 根据2011年1月8日《国务院关于废止和修改部分行政法规的决定》修订）

第一章 总则

第一条 为了有效预防、及时控制和消除突发公共卫生事件的危害，保障公众身体健康与生命安全，维护正常的社会秩序，制定本条例。

第二条 本条例所称突发公共卫生事件（以下简称突发事件），是指突然发生，造成或者可能造成社会公众健康严重损害的重大传染病疫情、群体性不明原因疾病、重大食物和职业中毒以及其他严重影响公众健康的事件。

第三条 突发事件发生后，国务院设立全国突发事件应急处理指挥部，由国务院有关部门和军队有关部门组成，国务院主管领导人担任总指挥，负责对全国突发事件应急处理的统一领导、统一指挥。

国务院卫生行政主管部门和其他有关部门，在各自的职责范围内做好突发事件应急处理的有关工作。

第四条 突发事件发生后，省、自治区、直辖市人民政府成立地方突发事件应急处理指挥部，省、自治区、直辖市人民政府主要领导人担任总指挥，负责领导、指挥本行政区域内突发事件应急处理工作。

县级以上地方人民政府卫生行政主管部门，具体负责组织突发事件的调查、控制和医疗救治工作。

县级以上地方人民政府有关部门，在各自的职责范围内做好突发事件应急处理的有关工作。

第五条 突发事件应急工作，应当遵循预防为主、常备不懈的方针，贯彻统一领导、分级负责、反应及时、措施果断、依靠科学、加强合作的原则。

第六条 县级以上各级人民政府应当组织开展防治突发事件相关科学研究，建立突发事件应急流行病学调查、传染源隔离、医疗救护、现场处置、监督检查、监测检验、卫生防护等有关物资、设备、设施、技术与人才资源储备，所需经费列入本级政府财政预算。

国家对边远贫困地区突发事件应急工作给予财政支持。

第七条 国家鼓励、支持开展突发事件监测、预警、反应处理有关技术的国际交流与合作。

第八条　国务院有关部门和县级以上地方人民政府及其有关部门，应当建立严格的突发事件防范和应急处理责任制，切实履行各自的职责，保证突发事件应急处理工作的正常进行。

第九条　县级以上各级人民政府及其卫生行政主管部门，应当对参加突发事件应急处理的医疗卫生人员，给予适当补助和保健津贴；对参加突发事件应急处理作出贡献的人员，给予表彰和奖励；对因参与应急处理工作致病、致残、死亡的人员，按照国家有关规定，给予相应的补助和抚恤。

第二章　预防与应急准备

第十条　国务院卫生行政主管部门按照分类指导、快速反应的要求，制定全国突发事件应急预案，报请国务院批准。

省、自治区、直辖市人民政府根据全国突发事件应急预案，结合本地实际情况，制定本行政区域的突发事件应急预案。

第十一条　全国突发事件应急预案应当包括以下主要内容：

（一）突发事件应急处理指挥部的组成和相关部门的职责；

（二）突发事件的监测与预警；

（三）突发事件信息的收集、分析、报告、通报制度；

（四）突发事件应急处理技术和监测机构及其任务；

（五）突发事件的分级和应急处理工作方案；

（六）突发事件预防、现场控制，应急设施、设备、救治药品和医疗器械以及其他物资和技术的储备与调度；

（七）突发事件应急处理专业队伍的建设和培训。

第十二条　突发事件应急预案应当根据突发事件的变化和实施中发现的问题及时进行修订、补充。

第十三条　地方各级人民政府应当依照法律、行政法规的规定，做好传染病预防和其他公共卫生工作，防范突发事件的发生。

县级以上各级人民政府卫生行政主管部门和其他有关部门，应当对公众开展突发事件应急知识的专门教育，增强全社会对突发事件的防范意识和应对能力。

第十四条　国家建立统一的突发事件预防控制体系。

县级以上地方人民政府应当建立和完善突发事件监测与预警系统。

县级以上各级人民政府卫生行政主管部门，应当指定机构负责开展突发事件的日常监测，并确保监测与预警系统的正常运行。

第十五条　监测与预警工作应当根据突发事件的类别，制定监测计划，科学分析、综合评价监测数据。对早期发现的潜在隐患以及可能发生的突发事件，应当依照本条例规定的报告程序和时限及时报告。

第十六条　国务院有关部门和县级以上地方人民政府及其有关部门，应当根据突发事件应急预案的要求，保证应急设施、设备、救治药品和医疗器械等物资储备。

第十七条　县级以上各级人民政府应当加强急救医疗服务网络的建设，配备相应的医疗救治药物、技术、设备和人员，提高医疗卫生机构应对各类突发事件的救治能力。

设区的市级以上地方人民政府应当设置与传染病防治工作需要相适应的传染病专科医院，或者指定具备传染病防治条件和能力的医疗机构承担传染病防治任务。

第十八条　县级以上地方人民政府卫生行政主管部门，应当定期对医疗卫生机构和人员开展突发事件应急处理相关知识、技能的培训，定期组织医疗卫生机构进行突发事件应急演练，推广最新知识和先进技术。

第三章　报告与信息发布

第十九条　国家建立突发事件应急报告制度。

国务院卫生行政主管部门制定突发事件应急报告规范，建立重大、紧急疫情信息报告系统。

有下列情形之一的，省、自治区、直辖市人民政府应当在接到报告1小时内，向国务院卫生行政主管部门报告：

（一）发生或者可能发生传染病暴发、流行的；

（二）发生或者发现不明原因的群体性疾病的；

（三）发生传染病菌种、毒种丢失的；

（四）发生或者可能发生重大食物和职业中毒事件的。

国务院卫生行政主管部门对可能造成重大社会影响的突发事件，应当立即向国务院报告。

第二十条　突发事件监测机构、医疗卫生机构和有关单位发现有本条例第十九条规定情形之一的，应当在2小时内向所在地县级人民政府卫生行政主管部门报告；接到报告的卫生行政主管部门应当在2小时内向本级人民政府报告，并同时向上级人民政府卫生行政主管部门和国务院卫生行政主管部门报告。

县级人民政府应当在接到报告后2小时内向设区的市级人民政府或者上一级人民政府报告；设区的市级人民政府应当在接到报告后2小时内向省、自治区、直辖市人民政府报告。

第二十一条　任何单位和个人对突发事件，不得隐瞒、缓报、谎报或者授意他人隐瞒、缓报、谎报。

第二十二条　接到报告的地方人民政府、卫生行政主管部门依照本条例规定报告的同时，应当立即组织力量对报告事项调查核实、确证，采取必要的控制措施，并及时报告调查情况。

第二十三条　国务院卫生行政主管部门应当根据发生突发事件的情况，及时向国务院有关部门和各省、自治区、直辖市人民政府卫生行政主管部门以及军队有关部门通报。

突发事件发生地的省、自治区、直辖市人民政府卫生行政主管部门，应当及时向毗邻省、自治区、直辖市人民政府卫生行政主管部门通报。

接到通报的省、自治区、直辖市人民政府卫生行政主管部门，必要时应当及时通知本行政区域内的医疗卫生机构。

县级以上地方人民政府有关部门，已经发生或者发现可能引起突发事件的情形时，应当及时向同级人民政府卫生行政主管部门通报。

第二十四条　国家建立突发事件举报制度，公布统一的突发事件报告、举报电话。

任何单位和个人有权向人民政府及其有关部门报告突发事件隐患，有权向上级人民政府及其有关部门举报地方人民政府及其有关部门不履行突发事件应急处理职责，或者不按照规定履行职责的情况。接到报告、举报的有关人民政府及其有关部门，应当立即组织对突发事件隐患、不履行或者不按照规定履行突发事件应急处理职责的情况进行调查处理。

对举报突发事件有功的单位和个人，县级以上各级人民政府及其有关部门应当予以奖励。

第二十五条　国家建立突发事件的信息发布制度。

国务院卫生行政主管部门负责向社会发布突发事件的信息。必要时，可以授权省、自治区、直辖市人民政府卫生行政主管部门向社会发布本行政区域内突发事件的信息。

信息发布应当及时、准确、全面。

第四章　应急处理

第二十六条　突发事件发生后，卫生行政主管部门应当组织专家对突发事件进行综合评估，初步判断突发事件的类型，提出是否启动突发事件应急预案的建议。

第二十七条　在全国范围内或者跨省、自治区、直辖市范围内启动全国突发事件应急预案，由国务院卫生行政主管部门报国务院批准后实施。省、自治区、直辖市启动突发事件应急预案，由省、自治区、直辖市人民政府决定，并向国务院报告。

第二十八条　全国突发事件应急处理指挥部对突发事件应急处理工作进行督察和指导，地方各级人民政府及其有关部门应当予以配合。

省、自治区、直辖市突发事件应急处理指挥部对本行政区域内突发事件应急处理工作进行督察和指导。

第二十九条　省级以上人民政府卫生行政主管部门或者其他有关部门指定的突发事件应急处理专业技术机构，负责突发事件的技术调查、确证、处置、控制和评价工作。

第三十条　国务院卫生行政主管部门对新发现的突发传染病，根据危害程度、流行强度，依照《中华人民共和国传染病防治法》的规定及时宣布为法定传染病；宣布为甲类传染病的，由国务院决定。

第三十一条　应急预案启动前，县级以上各级人民政府有关部门应当根据突发事件的实际情况，做好应急处理准备，采取必要的应急措施。

应急预案启动后，突发事件发生地的人民政府有关部门，应当根据预案规定的职责要求，服从突发事件应急处理指挥部的统一指挥，立即到达规定岗位，采取有关的控制措施。

医疗卫生机构、监测机构和科学研究机构，应当服从突发事件应急处理指挥部的统一指挥，相互配合、协作，集中力量开展相关的科学研究工作。

第三十二条　突发事件发生后，国务院有关部门和县级以上地方人民政府及其有关部门，应当保证突发事件应急处理所需的医疗救护设备、救治药品、医疗器械等物资的生产、供应；铁路、交通、民用航空行政主管部门应当保证及时运送。

第三十三条　根据突发事件应急处理的需要，突发事件应急处理指挥部有权紧急调集人员、储备的物资、交通工具以及相关设施、设备；必要时，对人员进行疏散或者隔离，并可以依法对传染病疫区实行封锁。

第三十四条　突发事件应急处理指挥部根据突发事件应急处理的需要，可以对食物和水源采取控制措施。

县级以上地方人民政府卫生行政主管部门应当对突发事件现场等采取控制措施，宣传突发事件防治知识，及时对易受感染的人群和其他易受损害的人群采取应急接种、预防性投药、群体防护等措施。

第三十五条　参加突发事件应急处理的工作人员，应当按照预案的规定，采取卫生防护措施，并在专业人员的指导下进行工作。

第三十六条　国务院卫生行政主管部门或者其他有关部门指定的专业技术机构，有权进入突发事件现场进行调查、采样、技术分析和检验，对地方突发事件的应急处理工作进行技术指导，有关单位和个人应当予以配合；任何单位和个人不得以任何理由予以拒绝。

第三十七条　对新发现的突发传染病、不明原因的群体性疾病、重大食物和职业中毒事件，国务院卫生行政主管部门应当尽快组织力量制定相关的技术标准、规范和控制措施。

第三十八条　交通工具上发现根据国务院卫生行政主管部门的规定需要采取应急控制措施的传染病病人、疑似传染病病人，其负责人应当以最快的方式通知前方停靠点，并向交通工具的营运单位报告。交通工具的前方停靠点和营运单位应当立即向交通工具营运单位行政主管部门和县级以上地方人民政府卫生行政主管部门报告。卫生行政主管部门接到报告后，应当立即组织有关人员采取相应的医学处置措施。

交通工具上的传染病病人密切接触者，由交通工具停靠点的县级以上各级人民政府卫生行政主管部门或者铁路、交通、民用航空行政主管部门，根据各自的职责，依照传染病防治法律、行政法规的规定，采取控制措施。

涉及国境口岸和入出境的人员、交通工具、货物、集装箱、行李、邮包等需要采取传染病应急控制措施的，依照国境卫生检疫法律、行政法规的规定办理。

第三十九条　医疗卫生机构应当对因突发事件致病的人员提供医疗救护和现场救援，对就诊病人必须接诊治疗，并书写详细、完整的病历记录；对需要转送的病人，应当按照规定将病人及其病历记录的复印件转送至接诊的或者指定的医疗机构。

医疗卫生机构内应当采取卫生防护措施，防止交叉感染和污染。

医疗卫生机构应当对传染病病人密切接触者采取医学观察措施，传染病病人密切接触者应当予以配合。

医疗机构收治传染病病人、疑似传染病病人，应当依法报告所在地的疾病预防控制机构。接到报告的疾病预防控制机构应当立即对可能受到危害的人员进行调查，根据需要采取必要的控制措施。

第四十条　传染病暴发、流行时，街道、乡镇以及居民委员会、村民委员会应当组织力量，团结协作，群防群治，协助卫生行政主管部门和其他有关部门、医疗卫生机构做好疫情信息的收集和报告、人员的分散隔离、公共卫生措施的落实工作，向居民、村民宣传传染病防治的相关知识。

第四十一条　对传染病暴发、流行区域内流动人口，突发事件发生地的县级以上地方人民政府应当做好预防工作，落实有关卫生控制措施；对传染病病人和疑似传染病病人，应当采取就地隔离、就地观察、就地治疗的措施。对需要治疗和转诊的，应当依照本条例第三十九条第一款的规定执行。

第四十二条　有关部门、医疗卫生机构应当对传染病做到早发现、早报告、早隔离、早治疗，切断传播途径，防止扩散。

第四十三条　县级以上各级人民政府应当提供必要资金，保障因突发事件致病、致残的人员得到及时、有效的救治。具体办法由国务院财政部门、卫生行政主管部门和劳动保障行政主管部门制定。

第四十四条　在突发事件中需要接受隔离治疗、医学观察措施的病人、疑似病人和传染病病人密切接触者在卫生行政主管部门或者有关机构采取医学措施时应当予以配合；拒绝配合的，由公安机关依法协助强制执行。

第五章　法律责任

第四十五条　县级以上地方人民政府及其卫生行政主管部门未依照本条例的规定履行报告职责，对突发事件隐瞒、缓报、谎报或者授意他人隐瞒、缓报、谎报的，对政府主要领导人及其卫生行政主管部门主要负责人，依法给予降级或者撤职的行政处分；造成传染病传播、流行或者对社会公众健康造成其他严重危害后果的，依法给予开除的行政处分；构成犯罪的，依法追究刑事责任。

第四十六条　国务院有关部门、县级以上地方人民政府及其有关部门未依照本条例的规定，完成突发事件应急处理所需要的设施、设备、药品和医疗器械等物资的生产、供应、运输和储备的，对政府主要领导人和政府部门主要负责人依法给予降级或者撤职的行政处分；造成传染病传播、流行或者对社会公众健康造成其他严重危害后果的，依法给予开除的行政处分；构成犯罪的，依法追究刑事责任。

第四十七条　突发事件发生后，县级以上地方人民政府及其有关部门对上级人民政府有关部门的调查不予配合，或者采取其他方式阻碍、干涉调查的，对政府主要领导人和政府部门主要负责人依法给予降级或者撤职的行政处分；构成犯罪的，依法追究刑事责任。

第四十八条　县级以上各级人民政府卫生行政主管部门和其他有关部门在突发事件调查、控制、医疗救治工作中玩忽职守、失职、渎职的，由本级人民政府或者上级人民政府有关部门责令改正、通报批评、给予警告；对主要负责人、负有责任的主管人员和其他责任人员依法给予降级、撤职的行政处分；造成传染病传播、流行或者对社会公众健康造成其他严重危害后果的，依法给予开除的行政处分；构成犯罪的，依法追究刑事责任。

第四十九条　县级以上各级人民政府有关部门拒不履行应急处理职责的，由同级人民政府或者上级人民政府有关部门责令改正、通报批评、给予警告；对主要负责人、负有责任的主管人员和其他责任人员依法给予降级、撤职的行政处分；造成传染病传播、流行或者对社会公众健康造成其他严重危害后果的，依法给予开除的行政处分；构成犯罪的，依法追究刑事责任。

第五十条　医疗卫生机构有下列行为之一的，由卫生行政主管部门责令改正、通报批评、给予警告；情节严重的，吊销《医疗机构执业许可证》；对主要负责人、负有责任的主管人员和其他直接责任人员依法给予降级或者撤职的纪律处分；造成传染病传播、流行或者对社会公众健康造成其他严重危害后果，构成犯罪的，依法追究刑事责任：

（一）未依照本条例的规定履行报告职责，隐瞒、缓报或者谎报的；

（二）未依照本条例的规定及时采取控制措施的；

（三）未依照本条例的规定履行突发事件监测职责的；

（四）拒绝接诊病人的；

（五）拒不服从突发事件应急处理指挥部调度的。

第五十一条　在突发事件应急处理工作中，有关单位和个人未依照本条例的规定履行报告职责，隐瞒、缓报或者谎报，阻碍突发事件应急处理工作人员执行职务，拒绝国务院卫生行政主管部门或者其他有关部门指定的专业技术机构进入突发事件现场，或者不配合调查、采样、技术分析和检验的，对有关责任人员依法给予行政处分或者纪律处分；触犯《中华人民共和国治安管理处罚法》，构成违反治安管理行为的，由公安机关依法予以处罚；构成犯罪的，依法追究刑事责任。

第五十二条　在突发事件发生期间，散布谣言、哄抬物价、欺骗消费者，扰乱社会秩序、市场秩序的，由公安机关或者工商行政管理部门依法给予行政处罚；构成犯罪的，依法追究刑事责任。

第六章　附则

第五十三条　中国人民解放军、武装警察部队医疗卫生机构参与突发事件应急处理的，依照本条例的规定和军队的相关规定执行。

第五十四条　本条例自公布之日起施行。

中华人民共和国传染病防治法

为了预防、控制和消除传染病的发生与流行，保障人体健康和公共卫生，全国人民代表大会常务委员会制定《中华人民共和国传染病防治法》。本法由第七届全国人民代表大会常务委员会第六次会议于1989年2月21日通过，自1989年9月1日起施行，2004年8月28日第十届全国人民代表大会常务委员会第十一次会议修订，2013年6月29日第十二届全国人民代表大会常务委员会第三次会议修正。

2020年10月2日，国家卫健委发布《传染病防治法》修订征求意见稿，明确提出甲、乙、丙三类传染病的特征。乙类传染病新增人感染H7N9禽流感和新型冠状病毒两种。此次草案提出，任何单位和个人发现传染病病人或者疑似传染病病人时，应当及时向附近的疾病预防控制机构或者医疗机构报告，可按照国家有关规定予以奖励；对经确认排除传染病疫情的，不予追究相关单位和个人责任。

第一章　总则

第一条　为了预防、控制和消除传染病的发生与流行，保障人体健康和公共卫生，制定本法。

第二条　国家对传染病防治实行预防为主的方针，防治结合、分类管理、依靠科学、依靠群众。

第三条　本法规定的传染病分为甲类、乙类和丙类。

甲类传染病是指：鼠疫、霍乱。

乙类传染病是指：传染性非典型肺炎、艾滋病、病毒性肝炎、脊髓灰质炎、人感染高致病性禽流感、麻疹、流行性出血热、狂犬病、流行性乙型脑炎、登革热、炭疽、细菌性和阿米巴性痢疾、肺结核、伤寒和副伤寒、流行性脑脊髓膜炎、百日咳、白喉、新生儿破伤风、猩红热、布鲁氏菌病、淋病、梅毒、钩端螺旋体病、血吸虫病、疟疾。

丙类传染病是指：流行性感冒、流行性腮腺炎、风疹、急性出血性结膜炎、麻风病、流行性和地方性斑疹伤寒、黑热病、包虫病、丝虫病，除霍乱、细菌性和阿米巴性痢疾、伤寒和副伤寒以外的感染性腹泻病。

国务院卫生行政部门根据传染病暴发、流行情况和危害程度，可以决定增加、减少或者调整乙类、丙类传染病病种并予以公布。

第四条　对乙类传染病中传染性非典型肺炎、炭疽中的肺炭疽和人感染高致病性禽流感，采取本法所称甲类传染病的预防、控制措施。其他乙类传染病和突发原因不明的传染病需要采取本法所称甲类传染病的预防、控制措施的，由国务院卫生行政部门及时报经国务院批准后予以公布、实施。

需要解除依照前款规定采取的甲类传染病预防、控制措施的，由国务院卫生行政部门报经国务院批准后予以公布。

省、自治区、直辖市人民政府对本行政区域内常见、多发的其他地方性传染病，可以根据情况决定按照乙类或者丙类传染病管理并予以公布，报国务院卫生行政部门备案。

第五条 各级人民政府领导传染病防治工作。

县级以上人民政府制定传染病防治规划并组织实施，建立健全传染病防治的疾病预防控制、医疗救治和监督管理体系。

第六条 国务院卫生行政部门主管全国传染病防治及其监督管理工作。县级以上地方人民政府卫生行政部门负责本行政区域内的传染病防治及其监督管理工作。

县级以上人民政府其他部门在各自的职责范围内负责传染病防治工作。

军队的传染病防治工作，依照本法和国家有关规定办理，由中国人民解放军卫生主管部门实施监督管理。

第七条 各级疾病预防控制机构承担传染病监测、预测、流行病学调查、疫情报告以及其他预防、控制工作。

医疗机构承担与医疗救治有关的传染病防治工作和责任区域内的传染病预防工作。城市社区和农村基层医疗机构在疾病预防控制机构的指导下，承担城市社区、农村基层相应的传染病防治工作。

第八条 国家发展现代医学和中医药等传统医学，支持和鼓励开展传染病防治的科学研究，提高传染病防治的科学技术水平。

国家支持和鼓励开展传染病防治的国际合作。

第九条 国家支持和鼓励单位和个人参与传染病防治工作。各级人民政府应当完善有关制度，方便单位和个人参与防治传染病的宣传教育、疫情报告、志愿服务和捐赠活动。

居民委员会、村民委员会应当组织居民、村民参与社区、农村的传染病预防与控制活动。

第十条 国家开展预防传染病的健康教育。新闻媒体应当无偿开展传染病防治和公共卫生教育的公益宣传。

各级各类学校应当对学生进行健康知识和传染病预防知识的教育。

医学院校应当加强预防医学教育和科学研究，对在校学生以及其他与传染病防治相关人员进行预防医学教育和培训，为传染病防治工作提供技术支持。

疾病预防控制机构、医疗机构应当定期对其工作人员进行传染病防治知识、技能的培训。

第十一条 对在传染病防治工作中做出显著成绩和贡献的单位和个人，给予表彰和奖励。

对因参与传染病防治工作致病、致残、死亡的人员，按照有关规定给予补助、抚恤。

第十二条　在中华人民共和国领域内的一切单位和个人，必须接受疾病预防控制机构、医疗机构有关传染病的调查、检验、采集样本、隔离治疗等预防、控制措施，如实提供有关情况。疾病预防控制机构、医疗机构不得泄露涉及个人隐私的有关信息、资料。

卫生行政部门以及其他有关部门、疾病预防控制机构和医疗机构因违法实施行政管理或者预防、控制措施，侵犯单位和个人合法权益的，有关单位和个人可以依法申请行政复议或者提起诉讼。

第二章　传染病预防

第十三条　各级人民政府组织开展群众性卫生活动，进行预防传染病的健康教育，倡导文明健康的生活方式，提高公众对传染病的防治意识和应对能力，加强环境卫生建设，消除鼠害和蚊、蝇等病媒生物的危害。

各级人民政府农业、水利、林业行政部门按照职责分工负责指导和组织消除农田、湖区、河流、牧场、林区的鼠害与血吸虫危害，以及其他传播传染病的动物和病媒生物的危害。

铁路、交通、民用航空行政部门负责组织消除交通工具以及相关场所的鼠害和蚊、蝇等病媒生物的危害。

第十四条　地方各级人民政府应当有计划地建设和改造公共卫生设施，改善饮用水卫生条件，对污水、污物、粪便进行无害化处置。

第十五条　国家实行有计划的预防接种制度。国务院卫生行政部门和省、自治区、直辖市人民政府卫生行政部门，根据传染病预防、控制的需要，制定传染病预防接种规划并组织实施。用于预防接种的疫苗必须符合国家质量标准。

国家对儿童实行预防接种证制度。国家免疫规划项目的预防接种实行免费。医疗机构、疾病预防控制机构与儿童的监护人应当相互配合，保证儿童及时接受预防接种。具体办法由国务院制定。

第十六条　国家和社会应当关心、帮助传染病病人、病原携带者和疑似传染病病人，使其得到及时救治。任何单位和个人不得歧视传染病病人、病原携带者和疑似传染病病人。

传染病病人、病原携带者和疑似传染病病人，在治愈前或者在排除传染病嫌疑前，不得从事法律、行政法规和国务院卫生行政部门规定禁止从事的易使该传染病扩散的工作。

第十七条　国家建立传染病监测制度。

国务院卫生行政部门制定国家传染病监测规划和方案。省、自治区、直辖市人民政府卫生行政部门根据国家传染病监测规划和方案，制定本行政区域的传染病监测计划和工作方案。

各级疾病预防控制机构对传染病的发生、流行以及影响其发生、流行的因素，进行监测；对国外发生、国内尚未发生的传染病或者国内新发生的传染病，进行监测。

第十八条　各级疾病预防控制机构在传染病预防控制中履行下列职责：

（一）实施传染病预防控制规划、计划和方案；

（二）收集、分析和报告传染病监测信息，预测传染病的发生、流行趋势；

（三）开展对传染病疫情和突发公共卫生事件的流行病学调查、现场处理及其效果评价；

（四）开展传染病实验室检测、诊断、病原学鉴定；

（五）实施免疫规划，负责预防性生物制品的使用管理；

（六）开展健康教育、咨询，普及传染病防治知识；

（七）指导、培训下级疾病预防控制机构及其工作人员开展传染病监测工作；

（八）开展传染病防治应用性研究和卫生评价，提供技术咨询。

国家、省级疾病预防控制机构负责对传染病发生、流行以及分布进行监测，对重大传染病流行趋势进行预测，提出预防控制对策，参与并指导对暴发的疫情进行调查处理，开展传染病病原学鉴定，建立检测质量控制体系，开展应用性研究和卫生评价。

设区的市和县级疾病预防控制机构负责传染病预防控制规划、方案的落实，组织实施免疫、消毒、控制病媒生物的危害，普及传染病防治知识，负责本地区疫情和突发公共卫生事件监测、报告，开展流行病学调查和常见病原微生物检测。

第十九条　国家建立传染病预警制度。

国务院卫生行政部门和省、自治区、直辖市人民政府根据传染病发生、流行趋势的预测，及时发出传染病预警，根据情况予以公布。

第二十条　县级以上地方人民政府应当制定传染病预防、控制预案，报上一级人民政府备案。

传染病预防、控制预案应当包括以下主要内容：

（一）传染病预防控制指挥部的组成和相关部门的职责；

（二）传染病的监测、信息收集、分析、报告、通报制度；

（三）疾病预防控制机构、医疗机构在发生传染病疫情时的任务与职责；

（四）传染病暴发、流行情况的分级以及相应的应急工作方案；

（五）传染病预防、疫点疫区现场控制，应急设施、设备、救治药品和医疗器械以及其他物资和技术的储备与调用。

地方人民政府和疾病预防控制机构接到国务院卫生行政部门或者省、自治区、直辖市人民政府发出的传染病预警后，应当按照传染病预防、控制预案，采取相应的预防、控制措施。

第二十一条　医疗机构必须严格执行国务院卫生行政部门规定的管理制度、操作规范，防止传染病的医源性感染和医院感染。

医疗机构应当确定专门的部门或者人员，承担传染病疫情报告、本单位的传染病预防、控制以及责任区域内的传染病预防工作；承担医疗活动中与医院感染有关的危险因素监测、安全防护、消毒、隔离和医疗废物处置工作。

疾病预防控制机构应当指定专门人员负责对医疗机构内传染病预防工作进行指导、考核，开展流行病学调查。

第二十二条　疾病预防控制机构、医疗机构的实验室和从事病原微生物实验的单位，应当符合国家规定的条件和技术标准，建立严格的监督管理制度，对传染病病原体样本按照规定的措施实行严格监督管理，严防传染病病原体的实验室感染和病原微生物的扩散。

第二十三条　采供血机构、生物制品生产单位必须严格执行国家有关规定，保证血液、血液制品的质量。禁止非法采集血液或者组织他人出卖血液。

疾病预防控制机构、医疗机构使用血液和血液制品，必须遵守国家有关规定，防止因输入血液、使用血液制品引起经血液传播疾病的发生。

第二十四条　各级人民政府应当加强艾滋病的防治工作，采取预防、控制措施，防止艾滋病的传播。具体办法由国务院制定。

第二十五条　县级以上人民政府农业、林业行政部门以及其他有关部门，依据各自的职责负责与人畜共患传染病有关的动物传染病的防治管理工作。

与人畜共患传染病有关的野生动物、家畜家禽，经检疫合格后，方可出售、运输。

第二十六条　国家建立传染病菌种、毒种库。

对传染病菌种、毒种和传染病检测样本的采集、保藏、携带、运输和使用实行分类管理，建立健全严格的管理制度。

对可能导致甲类传染病传播的以及国务院卫生行政部门规定的菌种、毒种和传染病检测样本，确需采集、保藏、携带、运输和使用的，须经省级以上人民政府卫生行政部门批准。具体办法由国务院制定。

第二十七条　对被传染病病原体污染的污水、污物、场所和物品，有关单位和个人必须在疾病预防控制机构的指导下或者按照其提出的卫生要求，进行严格消毒处理；拒绝消毒处理的，由当地卫生行政部门或者疾病预防控制机构进行强制消毒处理。

第二十八条　在国家确认的自然疫源地计划兴建水利、交通、旅游、能源等大型建设项目的，应当事先由省级以上疾病预防控制机构对施工环境进行卫生调查。建设单位应当根据疾病预防控制机构的意见，采取必要的传染病预防、控制措施。施工期间，建设单位应当设专人负责工地上的卫生防疫工作。工程竣工后，疾病预防控制机构应当对可能发生的传染病进行监测。

第二十九条　用于传染病防治的消毒产品、饮用水供水单位供应的饮用水和涉及饮用水卫生安全的产品，应当符合国家卫生标准和卫生规范。

饮用水供水单位从事生产或者供应活动，应当依法取得卫生许可证。

生产用于传染病防治的消毒产品的单位和生产用于传染病防治的消毒产品，应当经省级以上人民政府卫生行政部门审批。具体办法由国务院制定。

第三章　疫情报告、通报和公布

第三十条　疾病预防控制机构、医疗机构和采供血机构及其执行职务的人员发现本法规定的传染病疫情或者发现其他传染病暴发、流行以及突发原因不明的传染病时，应当遵循疫情报告属地管理原则，按照国务院规定的或者国务院卫生行政部门规定的内容、程序、方式和时限报告。

军队医疗机构向社会公众提供医疗服务，发现前款规定的传染病疫情时，应当按照国务院卫生行政部门的规定报告。

第三十一条　任何单位和个人发现传染病病人或者疑似传染病病人时，应当及时向附近的疾病预防控制机构或者医疗机构报告。

第三十二条　港口、机场、铁路疾病预防控制机构以及国境卫生检疫机关发现甲类传染病病人、病原携带者、疑似传染病病人时，应当按照国家有关规定立即向国境口岸所在地的疾病预防控制机构或者所在地县级以上地方人民政府卫生行政部门报告并互相通报。

第三十三条　疾病预防控制机构应当主动收集、分析、调查、核实传染病疫情信息。接到甲类、乙类传染病疫情报告或者发现传染病暴发、流行时，应当立即报告当地卫生行政部门，由当地卫生行政部门立即报告当地人民政府，同时报告上级卫生行政部门和国务院卫生行政部门。

疾病预防控制机构应当设立或者指定专门的部门、人员负责传染病疫情信息管理工作，及时对疫情报告进行核实、分析。

第三十四条　县级以上地方人民政府卫生行政部门应当及时向本行政区域内的疾病预防控制机构和医疗机构通报传染病疫情以及监测、预警的相关信息。接到通报的疾病预防控制机构和医疗机构应当及时告知本单位的有关人员。

第三十五条　国务院卫生行政部门应当及时向国务院其他有关部门和各省、自治区、直辖市人民政府卫生行政部门通报全国传染病疫情以及监测、预警的相关信息。

毗邻的以及相关的地方人民政府卫生行政部门，应当及时互相通报本行政区域的传染病疫情以及监测、预警的相关信息。

县级以上人民政府有关部门发现传染病疫情时，应当及时向同级人民政府卫生行政部门通报。

中国人民解放军卫生主管部门发现传染病疫情时，应当向国务院卫生行政部门通报。

第三十六条　动物防疫机构和疾病预防控制机构，应当及时互相通报动物间和人间发生的人畜共患传染病疫情以及相关信息。

第三十七条　依照本法的规定负有传染病疫情报告职责的人民政府有关部门、疾病预防控制机构、医疗机构、采供血机构及其工作人员，不得隐瞒、谎报、缓报传染病疫情。

第三十八条　国家建立传染病疫情信息公布制度。

国务院卫生行政部门定期公布全国传染病疫情信息。省、自治区、直辖市人民政府卫生行政部门定期公布本行政区域的传染病疫情信息。

传染病暴发、流行时，国务院卫生行政部门负责向社会公布传染病疫情信息，并可以授权省、自治区、直辖市人民政府卫生行政部门向社会公布本行政区域的传染病疫情信息。

公布传染病疫情信息应当及时、准确。

第四章　疫情控制

第三十九条　医疗机构发现甲类传染病时，应当及时采取下列措施：

（一）对病人、病原携带者，予以隔离治疗，隔离期限根据医学检查结果确定；

（二）对疑似病人，确诊前在指定场所单独隔离治疗；

（三）对医疗机构内的病人、病原携带者、疑似病人的密切接触者，在指定场所进行医学观察和采取其他必要的预防措施。

拒绝隔离治疗或者隔离期未满擅自脱离隔离治疗的，可以由公安机关协助医疗机构采取强制隔离治疗措施。

医疗机构发现乙类或者丙类传染病病人，应当根据病情采取必要的治疗和控制传播措施。

医疗机构对本单位内被传染病病原体污染的场所、物品以及医疗废物，必须依照法律、法规的规定实施消毒和无害化处置。

第四十条　疾病预防控制机构发现传染病疫情或者接到传染病疫情报告时，应当及时采取下列措施：

（一）对传染病疫情进行流行病学调查，根据调查情况提出划定疫点、疫区的建议，对被污染的场所进行卫生处理，对密切接触者，在指定场所进行医学观察和采取其他必要的预防措施，并向卫生行政部门提出疫情控制方案；

（二）传染病暴发、流行时，对疫点、疫区进行卫生处理，向卫生行政部门提出疫情控制方案，并按照卫生行政部门的要求采取措施；

（三）指导下级疾病预防控制机构实施传染病预防、控制措施，组织、指导有关单位对传染病疫情的处理。

第四十一条　对已经发生甲类传染病病例的场所或者该场所内的特定区域的人员，所在地的县级以上地方人民政府可以实施隔离措施，并同时向上一级人民政府报告；接到报告的上级人民政府应当即时作出是否批准的决定。上级人民政府作出不予批准决定的，实施隔离措施的人民政府应当立即解除隔离措施。

在隔离期间，实施隔离措施的人民政府应当对被隔离人员提供生活保障；被隔离人员有工作单位的，所在单位不得停止支付其隔离期间的工作报酬。

隔离措施的解除，由原决定机关决定并宣布。

第四十二条 传染病暴发、流行时，县级以上地方人民政府应当立即组织力量，按照预防、控制预案进行防治，切断传染病的传播途径，必要时，报经上一级人民政府决定，可以采取下列紧急措施并予以公告：

（一）限制或者停止集市、影剧院演出或者其他人群聚集的活动；

（二）停工、停业、停课；

（三）封闭或者封存被传染病病原体污染的公共饮用水源、食品以及相关物品；

（四）控制或者扑杀染疫野生动物、家畜家禽；

（五）封闭可能造成传染病扩散的场所。

上级人民政府接到下级人民政府关于采取前款所列紧急措施的报告时，应当即时作出决定。

紧急措施的解除，由原决定机关决定并宣布。

第四十三条 甲类、乙类传染病暴发、流行时，县级以上地方人民政府报经上一级人民政府决定，可以宣布本行政区域部分或者全部为疫区；国务院可以决定并宣布跨省、自治区、直辖市的疫区。县级以上地方人民政府可以在疫区内采取本法第四十二条规定的紧急措施，并可以对出入疫区的人员、物资和交通工具实施卫生检疫。

省、自治区、直辖市人民政府可以决定对本行政区域内的甲类传染病疫区实施封锁；但是，封锁大、中城市的疫区或者封锁跨省、自治区、直辖市的疫区，以及封锁疫区导致中断干线交通或者封锁国境的，由国务院决定。

疫区封锁的解除，由原决定机关决定并宣布。

第四十四条 发生甲类传染病时，为了防止该传染病通过交通工具及其乘运的人员、物资传播，可以实施交通卫生检疫。具体办法由国务院制定。

第四十五条 传染病暴发、流行时，根据传染病疫情控制的需要，国务院有权在全国范围或者跨省、自治区、直辖市范围内，县级以上地方人民政府有权在本行政区域内紧急调集人员或者调用储备物资，临时征用房屋、交通工具以及相关设施、设备。

紧急调集人员的，应当按照规定给予合理报酬。临时征用房屋、交通工具以及相关设施、设备的，应当依法给予补偿；能返还的，应当及时返还。

第四十六条 患甲类传染病、炭疽死亡的，应当将尸体立即进行卫生处理，就近火化。患其他传染病死亡的，必要时，应当将尸体进行卫生处理后火化或者按照规定深埋。

为了查找传染病病因，医疗机构在必要时可以按照国务院卫生行政部门的规定，对传染病病人尸体或者疑似传染病病人尸体进行解剖查验，并应当告知死者家属。

第四十七条 疫区中被传染病病原体污染或者可能被传染病病原体污染的物品，经消毒可以使用的，应当在当地疾病预防控制机构的指导下，进行消毒处理后，方可使用、出售和运输。

第四十八条 发生传染病疫情时，疾病预防控制机构和省级以上人民政府卫生行政部门指派的其他与传染病有关的专业技术机构，可以进入传染病疫点、疫区进行调查、采集样本、技术分析和检验。

第四十九条 传染病暴发、流行时，药品和医疗器械生产、供应单位应当及时生产、供应防治传染病的药品和医疗器械。铁路、交通、民用航空经营单位必须优先运送处理传染病疫情的人员以及防治传染病的药品和医疗器械。县级以上人民政府有关部门应当做好组织协调工作。

第五章 医疗救治

第五十条 县级以上人民政府应当加强和完善传染病医疗救治服务网络的建设，指定具备传染病救治条件和能力的医疗机构承担传染病救治任务，或者根据传染病救治需要设置传染病医院。

第五十一条 医疗机构的基本标准、建筑设计和服务流程，应当符合预防传染病医院感染的要求。

医疗机构应当按照规定对使用的医疗器械进行消毒；对按照规定一次使用的医疗器具，应当在使用后予以销毁。

医疗机构应当按照国务院卫生行政部门规定的传染病诊断标准和治疗要求，采取相应措施，提高传染病医疗救治能力。

第五十二条 医疗机构应当对传染病病人或者疑似传染病病人提供医疗救护、现场救援和接诊治疗，书写病历记录以及其他有关资料，并妥善保管。

医疗机构应当实行传染病预检、分诊制度；对传染病病人、疑似传染病病人，应当引导至相对隔离的分诊点进行初诊。医疗机构不具备相应救治能力的，应当将病人及其病历记录复印件一并转至具备相应救治能力的医疗机构。具体办法由国务院卫生行政部门规定。

第六章 监督管理

第五十三条 县级以上人民政府卫生行政部门对传染病防治工作履行下列监督检查职责：

（一）对下级人民政府卫生行政部门履行本法规定的传染病防治职责进行监督检查；

（二）对疾病预防控制机构、医疗机构的传染病防治工作进行监督检查；

（三）对采供血机构的采供血活动进行监督检查；

（四）对用于传染病防治的消毒产品及其生产单位进行监督检查，并对饮用水供水单位从事生产或者供应活动以及涉及饮用水卫生安全的产品进行监督检查；

（五）对传染病菌种、毒种和传染病检测样本的采集、保藏、携带、运输、使用进行监督检查；

（六）对公共场所和有关单位的卫生条件和传染病预防、控制措施进行监督检查。

省级以上人民政府卫生行政部门负责组织对传染病防治重大事项的处理。

第五十四条 县级以上人民政府卫生行政部门在履行监督检查职责时，有权进入被检查单位和传染病疫情发生现场调查取证，查阅或者复制有关的资料和采集样本。被检查单位应当予以配合，不得拒绝、阻挠。

第五十五条 县级以上地方人民政府卫生行政部门在履行监督检查职责时，发现被传染病病原体污染的公共饮用水源、食品以及相关物品，如不及时采取控制措施可能导致传染病传播、流行的，可以采取封闭公共饮用水源、封存食品以及相关物品或者暂停销售的临时控制措施，并予以检验或者进行消毒。经检验，属于被污染的食品，应当予以销毁；对未被污染的食品或者经消毒后可以使用的物品，应当解除控制措施。

第五十六条 卫生行政部门工作人员依法执行职务时，应当不少于两人，并出示执法证件，填写卫生执法文书。

卫生执法文书经核对无误后，应当由卫生执法人员和当事人签名。当事人拒绝签名的，卫生执法人员应当注明情况。

第五十七条 卫生行政部门应当依法建立健全内部监督制度，对其工作人员依据法定职权和程序履行职责的情况进行监督。

上级卫生行政部门发现下级卫生行政部门不及时处理职责范围内的事项或者不履行职责的，应当责令纠正或者直接予以处理。

第五十八条 卫生行政部门及其工作人员履行职责，应当自觉接受社会和公民的监督。单位和个人有权向上级人民政府及其卫生行政部门举报违反本法的行为。接到举报的有关人民政府或者其卫生行政部门，应当及时调查处理。

第七章 保障措施

第五十九条 国家将传染病防治工作纳入国民经济和社会发展计划，县级以上地方人民政府将传染病防治工作纳入本行政区域的国民经济和社会发展计划。

第六十条 县级以上地方人民政府按照本级政府职责负责本行政区域内传染病预防、控制、监督工作的日常经费。

国务院卫生行政部门会同国务院有关部门，根据传染病流行趋势，确定全国传染病预防、控制、救治、监测、预测、预警、监督检查等项目。中央财政对困难地区实施重大传染病防治项目给予补助。

省、自治区、直辖市人民政府根据本行政区域内传染病流行趋势，在国务院卫生行政部门确定的项目范围内，确定传染病预防、控制、监督等项目，并保障项目的实施经费。

第六十一条 国家加强基层传染病防治体系建设，扶持贫困地区和少数民族地区的传染病防治工作。

地方各级人民政府应当保障城市社区、农村基层传染病预防工作的经费。

第六十二条 国家对患有特定传染病的困难人群实行医疗救助，减免医疗费用。具体办法由国务院卫生行政部门会同国务院财政部门等部门制定。

第六十三条 县级以上人民政府负责储备防治传染病的药品、医疗器械和其他物资，以备调用。

第六十四条 对从事传染病预防、医疗、科研、教学、现场处理疫情的人员，以及在生产、工作中接触传染病病原体的其他人员，有关单位应当按照国家规定，采取有效的卫生防护措施和医疗保健措施，并给予适当的津贴。

第八章　法律责任

第六十五条 地方各级人民政府未依照本法的规定履行报告职责，或者隐瞒、谎报、缓报传染病疫情，或者在传染病暴发、流行时，未及时组织救治、采取控制措施的，由上级人民政府责令改正，通报批评；造成传染病传播、流行或者其他严重后果的，对负有责任的主管人员，依法给予行政处分；构成犯罪的，依法追究刑事责任。

第六十六条 县级以上人民政府卫生行政部门违反本法规定，有下列情形之一的，由本级人民政府、上级人民政府卫生行政部门责令改正，通报批评；造成传染病传播、流行或者其他严重后果的，对负有责任的主管人员和其他直接责任人员，依法给予行政处分；构成犯罪的，依法追究刑事责任：

（一）未依法履行传染病疫情通报、报告或者公布职责，或者隐瞒、谎报、缓报传染病疫情的；

（二）发生或者可能发生传染病传播时未及时采取预防、控制措施的；

（三）未依法履行监督检查职责，或者发现违法行为不及时查处的；

（四）未及时调查、处理单位和个人对下级卫生行政部门不履行传染病防治职责的举报的；

（五）违反本法的其他失职、渎职行为。

第六十七条 县级以上人民政府有关部门未依照本法的规定履行传染病防治和保障职责的，由本级人民政府或者上级人民政府有关部门责令改正，通报批评；造成传染病传播、流行或者其他严重后果的，对负有责任的主管人员和其他直接责任人员，依法给予行政处分；构成犯罪的，依法追究刑事责任。

第六十八条 疾病预防控制机构违反本法规定，有下列情形之一的，由县级以上人民政府卫生行政部门责令限期改正，通报批评，给予警告；对负有责任的主管人员和其他直接责任人员，依法给予降级、撤职、开除的处分，并可以依法吊销有关责任人员的执业证书；构成犯罪的，依法追究刑事责任：

（一）未依法履行传染病监测职责的；

（二）未依法履行传染病疫情报告、通报职责，或者隐瞒、谎报、缓报传染病疫情的；

（三）未主动收集传染病疫情信息，或者对传染病疫情信息和疫情报告未及时进行分析、调查、核实的；

（四）发现传染病疫情时，未依据职责及时采取本法规定的措施的；

（五）故意泄露传染病病人、病原携带者、疑似传染病病人、密切接触者涉及个人隐私的有关信息、资料的。

第六十九条　医疗机构违反本法规定，有下列情形之一的，由县级以上人民政府卫生行政部门责令改正，通报批评，给予警告；造成传染病传播、流行或者其他严重后果的，对负有责任的主管人员和其他直接责任人员，依法给予降级、撤职、开除的处分，并可以依法吊销有关责任人员的执业证书；构成犯罪的，依法追究刑事责任：

（一）未按照规定承担本单位的传染病预防、控制工作、医院感染控制任务和责任区域内的传染病预防工作的；

（二）未按照规定报告传染病疫情，或者隐瞒、谎报、缓报传染病疫情的；

（三）发现传染病疫情时，未按照规定对传染病病人、疑似传染病病人提供医疗救护、现场救援、接诊、转诊的，或者拒绝接受转诊的；

（四）未按照规定对本单位内被传染病病原体污染的场所、物品以及医疗废物实施消毒或者无害化处置的；

（五）未按照规定对医疗器械进行消毒，或者对按照规定一次使用的医疗器具未予销毁，再次使用的；

（六）在医疗救治过程中未按照规定保管医学记录资料的；

（七）故意泄露传染病病人、病原携带者、疑似传染病病人、密切接触者涉及个人隐私的有关信息、资料的。

第七十条　采供血机构未按照规定报告传染病疫情，或者隐瞒、谎报、缓报传染病疫情，或者未执行国家有关规定，导致因输入血液引起经血液传播疾病发生的，由县级以上人民政府卫生行政部门责令改正，通报批评，给予警告；造成传染病传播、流行或者其他严重后果的，对负有责任的主管人员和其他直接责任人员，依法给予降级、撤职、开除的处分，并可以依法吊销采供血机构的执业许可证；构成犯罪的，依法追究刑事责任。

非法采集血液或者组织他人出卖血液的，由县级以上人民政府卫生行政部门予以取缔，没收违法所得，可以并处十万元以下的罚款；构成犯罪的，依法追究刑事责任。

第七十一条　国境卫生检疫机关、动物防疫机构未依法履行传染病疫情通报职责的，由有关部门在各自职责范围内责令改正，通报批评；造成传染病传播、流行或者其他严重后果的，对负有责任的主管人员和其他直接责任人员，依法给予降级、撤职、开除的处分；构成犯罪的，依法追究刑事责任。

第七十二条　铁路、交通、民用航空经营单位未依照本法的规定优先运送处理传染病疫情的人员以及防治传染病的药品和医疗器械的，由有关部门责令限期改正，给予警告；造成严重后果的，对负有责任的主管人员和其他直接责任人员，依法给予降级、撤职、开除的处分。

第七十三条　违反本法规定，有下列情形之一，导致或者可能导致传染病传播、流行的，由县级以上人民政府卫生行政部门责令限期改正，没收违法所得，可以并处五万元以下的罚款；已取得许可证的，原发证部门可以依法暂扣或者吊销许可证；构成犯罪的，依法追究刑事责任：

（一）饮用水供水单位供应的饮用水不符合国家卫生标准和卫生规范的；

（二）涉及饮用水卫生安全的产品不符合国家卫生标准和卫生规范的；

（三）用于传染病防治的消毒产品不符合国家卫生标准和卫生规范的；

（四）出售、运输疫区中被传染病病原体污染或者可能被传染病病原体污染的物品，未进行消毒处理的；

（五）生物制品生产单位生产的血液制品不符合国家质量标准的。

第七十四条　违反本法规定，有下列情形之一的，由县级以上地方人民政府卫生行政部门责令改正，通报批评，给予警告，已取得许可证的，可以依法暂扣或者吊销许可证；造成传染病传播、流行以及其他严重后果的，对负有责任的主管人员和其他直接责任人员，依法给予降级、撤职、开除的处分，并可以依法吊销有关责任人员的执业证书；构成犯罪的，依法追究刑事责任：

（一）疾病预防控制机构、医疗机构和从事病原微生物实验的单位，不符合国家规定的条件和技术标准，对传染病病原体样本未按照规定进行严格管理，造成实验室感染和病原微生物扩散的；

（二）违反国家有关规定，采集、保藏、携带、运输和使用传染病菌种、毒种和传染病检测样本的；

（三）疾病预防控制机构、医疗机构未执行国家有关规定，导致因输入血液、使用血液制品引起经血液传播疾病发生的。

第七十五条　未经检疫出售、运输与人畜共患传染病有关的野生动物、家畜家禽的，由县级以上地方人民政府畜牧兽医行政部门责令停止违法行为，并依法给予行政处罚。

第七十六条　在国家确认的自然疫源地兴建水利、交通、旅游、能源等大型建设项目，未经卫生调查进行施工的，或者未按照疾病预防控制机构的意见采取必要的传染病预防、控制措施的，由县级以上人民政府卫生行政部门责令限期改正，给予警告，处五千元以上三万元以下的罚款；逾期不改正的，处三万元以上十万元以下的罚款，并可以提请有关人民政府依据职责权限，责令停建、关闭。

第七十七条　单位和个人违反本法规定，导致传染病传播、流行，给他人人身、财产造成损害的，应当依法承担民事责任。

第九章　附则

第七十八条　本法中下列用语的含义

（一）传染病病人、疑似传染病病人：指根据国务院卫生行政部门发布的《中华人民共和国传染病防治法规定管理的传染病诊断标准》，符合传染病病人和疑似传染病病人诊断标准的人。

（二）病原携带者：指感染病原体无临床症状但能排出病原体的人。

（三）流行病学调查：指对人群中疾病或者健康状况的分布及其决定因素进行调查研究，提出疾病预防控制措施及保健对策。

（四）疫点：指病原体从传染源向周围播散的范围较小或者单个疫源地。

（五）疫区：指传染病在人群中暴发、流行，其病原体向周围播散时所能波及的地区。

（六）人畜共患传染病：指人与脊椎动物共同罹患的传染病，如鼠疫、狂犬病、血吸虫病等。

（七）自然疫源地：指某些可引起人类传染病的病原体在自然界的野生动物中长期存在和循环的地区。

（八）病媒生物：指能够将病原体从人或者其他动物传播给人的生物，如蚊、蝇、蚤类等。

（九）医源性感染：指在医学服务中，因病原体传播引起的感染。

（十）医院感染：指住院病人在医院内获得的感染，包括在住院期间发生的感染和在医院内获得出院后发生的感染，但不包括入院前已开始或者入院时已处于潜伏期的感染。医院工作人员在医院内获得的感染也属医院感染。

（十一）实验室感染：指从事实验室工作时，因接触病原体所致的感染。

（十二）菌种、毒种：指可能引起本法规定的传染病发生的细菌菌种、病毒毒种。

（十三）消毒：指用化学、物理、生物的方法杀灭或者消除环境中的病原微生物。

（十四）疾病预防控制机构：指从事疾病预防控制活动的疾病预防控制中心以及与上述机构业务活动相同的单位。

（十五）医疗机构：指按照《医疗机构管理条例》取得医疗机构执业许可证，从事疾病诊断、治疗活动的机构。

第七十九条　传染病防治中有关食品、药品、血液、水、医疗废物和病原微生物的管理以及动物防疫和国境卫生检疫，本法未规定的，分别适用其他有关法律、行政法规的规定。

第八十条　本法自2004年12月1日起施行。

国家中医应急医疗队伍建设与管理指南（试行）

2021年6月11日，国家中医药管理局办公室印发《国家中医应急医疗队伍建设与管理指南（试行）》，旨在充分发挥中医药在新发突发传染病防治和公共卫生事件应急处置中的作用，加强国家中医应急医疗队伍建设与管理，全面提升国家中医应急队伍的应急救治能力和水平。

第一章　总则

第一条　为充分发挥中医药在新发突发传染病防治和公共卫生事件应急处置中的作用，加强国家中医应急医疗队伍建设与管理，全面提升国家中医应急队伍的应急救治能力和水平，依据《中华人民共和国中医药法》《中华人民共和国突发事件应对法》《突发公共卫生事件应急条例》等法律法规和《国家突发公共卫生事件应急预案》《国家突发公共事件医疗卫生救援应急预案》等文件制定本指南。

第二条　本指南所称国家中医应急医疗队伍，是指由国家和省级中医药主管部门共同建设管理、统一指挥，参与重大及其他需要响应的突发事件现场卫生应急救治的专业中医医疗队伍，是国家卫生应急救治体系的重要组成部分。国家中医应急医疗队伍分为国家中医疫病防治队和国家中医紧急医学救援队。

第三条　国家中医应急医疗队伍按照"平战结合、专兼结合、协调联动、快速反应"的原则，结合地域特点和突发事件的分布特点，有针对性的加强相关专业人员配备和能力建设。国家中医应急医疗队伍成员（以下简称"队员"）平时承担所在单位日常工作，突发公共卫生事件时承担中医应急医疗救治任务。

第四条　本指南适用于国家中医应急医疗队伍的建设和管理。

第二章　队伍组建

第五条　国家中医药管理局负责国家中医应急医疗队伍的规划布局，确定国家中医应急医疗队伍依托医院名单。省级中医药主管部门负责组建和动态调整国家中医应急医疗队伍。国家中医应急医疗队伍依托医院可根据工作需要提出拟调整队员名单，经省级中医药主管部门批准后报国家中医药管理局备案。

第六条　国家中医应急医疗队伍组成应当规模适宜，年龄、专业、职称等结构合理，队伍成员以依托中医医院医务人员为主，同时应纳入本省（区、市）中医药系统相关领域和专业的高水平专家以及本省（区、市）定点医院有关专家。国家中医疫病防治队以中医疫病（传染病）、中医呼吸、中医急诊、重症、院感防控等专业的医护人员为主。国家中医紧急医学救援队以中医骨伤、外科（普外、胸外、脑外等）、皮肤、五官、急诊、重症、麻醉等专业医护人员为主。

第七条 每支国家中医应急医疗队伍设队长1名、副队长2名，由管理人员、医师、护士、医疗辅助人员及后勤保障人员等构成，队长一般由依托中医医院院长或业务院长担任。国家中医疫病防治队每支队伍人数不少于30人，国家中医紧急医学救援队每支队伍人数不少于50人，其中依托中医医院人数占比不高于60%。

第八条 队员遴选条件：

（一）热爱中医药事业，忠实履职，爱岗敬业，服从指挥，具有较好的团队合作精神；

（二）身体健康，队长及副队长年龄原则上不超过60周岁，其他人员年龄原则上不超过50周岁；

（三）熟练掌握相关专业知识和技能，具备5年以上工作经验，其中，医师应具备中级以上职称；

（四）国家中医药应对重大公共卫生事件和疫病防治骨干人才库成员、接受过中医应急培训或参与过突发事件中医药应急救治工作人员优先考虑。

第九条 队员应当相对固定。因健康、出国或其他原因不能履行其职责和义务的，经省级中医药主管部门核准终止任用，并及时进行补充和调整；因健康、进修、执行对口支援任务或其他原因短期内不能履行队员职责和义务的，应当立即向省级中医药主管部门报告，省级中医药主管部门应及时补充后备队员。

第三章 职责、权利和义务

第十条 国家中医药管理局职责：

（一）负责国家中医应急医疗队伍的总体规划布局，指导国家中医应急医疗队伍建设和管理工作；

（二）与国家卫生健康委建立协调联动机制，统一指挥和调度国家中医应急医疗队伍，确保中医药第一时间参与新发突发传染病防治和突发事件卫生应急救治工作；

（三）组织开展中医应急救治专项培训，并根据情况适时组织跨地区联合演练。

第十一条 省级中医药主管部门职责：

（一）组建和动态调整本省（区、市）国家中医应急医疗队伍，报国家中医药管理局备案；

（二）组织指导本省（区、市）国家中医应急医疗队伍的培训和演练工作；

（三）发生特别重大突发公共卫生事件时，在国家统一指挥和调度下，参与新发突发传染病防治和突发事件卫生应急救治工作；

（四）协调将本省（区、市）国家中医应急医疗队伍纳入本省（区、市）卫生应急体系，经国家中医药管理局同意后，按照当地突发事件应急指挥机构的统一部署，组织协调本省国家中医应急医疗队伍参与本省（区、市）中医应急医疗救治工作；

（五）为本省（区、市）国家中医应急医疗队伍建设积极争取和安排经费，保障队伍的可持续发展；

（六）负责本省（区、市）国家中医应急医疗队伍工作开展情况的督导评估。

第十二条 国家中医应急医疗队伍依托医院职责：

（一）制定国家中医应急医疗队伍具体管理方案和管理制度，负责国家中医应急医疗队伍的日常管理。

（二）制定突发事件中医医疗救治应急预案，建立完善组织运行、救治流程和技术储备等工作机制。

（三）负责国家中医应急医疗队伍装备的配备、更新、补充、运行维护和日常管理，以及防护物资和药品的储备与更新。

（四）根据地域特点和突发事件的分布特点，对常见病、多发病中医药治疗技术、方药进行梳理、优化，形成突发事件相关常见病、多发病中医救治方案。

（五）组织实施国家中医应急医疗队伍的日常培训和应急演练。

第十三条 队员所在单位职责：

（一）支持队员参与国家中医应急医疗救治工作，不得以任何理由推诿、拖延、妨碍队员参加中医应急医疗工作。

（二）保障队员在培训、演练和执行中医应急医疗救治任务期间的工资、津贴、奖金及其他福利待遇。

第十四条 国家中医应急医疗队伍职责：

（一）发生突发事件时，按照国家和省级中医药主管部门的调遣，参加中医应急医疗救治工作。

（二）加强队员的培训演练，使其掌握突发事件相关常见病、多发病中医药诊疗技术方法、现代医学技术和救治流程等，提高中医药应急医疗救治能力。

（三）对本省（区、市）内各级中医应急医疗队伍的建设和管理加强指导，发挥国家中医应急医疗队伍的示范引领作用。

（四）参与研究、制订国家和省级中医应急医疗队伍的建设、发展计划和技术方案。

（五）向国家中医药管理局和省级中医药主管部门提出有关中医应急医疗救治工作的建议。

（六）承担国家中医药管理局和省级中医药主管部门指派的其他工作任务。

第十五条 队员的权利：

（一）执行中医应急医疗救治任务的知情权。

（二）执行中医应急医疗救治任务的加班、高风险、特殊地区等国家规定的各项工资福利待遇的权利。

（三）接受中医应急医疗救治专业培训和演练的权利。

（四）优先获取中医应急医疗救治相关工作资料的权利。

（五）对中医应急医疗救治工作提出意见和建议的权利。

第十六条　队员的义务：

（一）做好卫生应急响应准备，随时听候调派。

（二）服从上级的统一领导，服从工作安排，遵守工作纪律，保守国家秘密。

（三）及时报告在执行卫生应急任务中发现的特殊情况。

（四）参加中医应急医疗救治相关培训和演练，参与对国家中医药应对重大公共卫生事件和疫病防治骨干人才库其他成员、省级及以下中医应急医疗队伍的业务培训、提供技术咨询和相关工作指导。

（五）对中医应急医疗救治工作提出意见和建议。

第十七条　中国中医科学院建设国家中医应急医疗队伍信息管理平台，协助国家中医药管理局做好各支国家中医应急医疗队伍的统筹协调和动态管理，组织开展大型联合演练和专业培训，对国家中医应急医疗队伍工作开展情况进行督导评估等。

第四章　物资装备

第十八条　国家中医应急医疗队伍依托医院参照《中医应急医疗队装备参考目录（试行）》，配备信息指挥装备、专业技术处置装备、个人携行装备及后勤保障装备，逐步实现队伍装备车载化、功能集成化、模块化和标准化。国家中医应急医疗队伍依托医院按照有关政策规定采购有关装备，大型装备纳入依托医院固定资产管理。

第十九条　国家中医疫病防治队应配备移动生物安全二级实验室、负压救护车、负压担架、移动中药房、移动中医治疗室等设备设施，切实加强突发急性传染病的检测能力、应急处置能力和转运能力。

第二十条　国家中医紧急医学救援队应配备手术车、移动中药房、移动中医治疗室、移动影像设备、后勤保障车等移动医院设备，移动医院应至少满足30人紧急救治，每天可开展大型手术3~5台。确保每支队伍都能够快速有效地开展省内及周边省份的应急救援，并发挥中医药特色优势。

第二十一条　国家中医应急医疗队伍依托医院储备的应急药品种类和数量要合理，适当储备中医应急常用的中药饮片、配方颗粒，合理储备包括院内制剂、中成药在内的骨伤科、内科、外科等常用应急药品。

第二十二条　国家中医应急医疗队伍依托医院应建立药品储备流转制度，按照总量平衡、动态管理、及时补充、避免浪费的原则，加强应急药品储备管理，保证储备的应急药品安全有效。

第二十三条　国家中医应急医疗队伍依托医院负责国家中医应急医疗队伍装备物资的维护和更新工作。建立健全装备物资登记、保养、运行等管理制度，配备专门维护人员，对装备进行定期检修和保养，并根据装备物资使用情况及时进行报废、更新和补充，保证队伍物资装备储备充足、状况良好、运行正常。

第二十四条　国家中医应急医疗队伍配备的装备物资应方便携带，适合在中医应急医疗救治中使用。配备的装备应符合国家或行业相关标准，具有先进性、实用性、可靠性和成套性。

第二十五条　国家中医应急医疗队伍的队旗、服装、个人携行装备等标识应当按照《国家中医药管理局办公室关于统一国家中医应急医疗队伍名称和规范标识管理的通知制作》（国中医药办医政函〔2015〕67号）有关要求统一规范。

第二十六条　国家中医应急医疗队伍依托医院根据突发事件实际情况，为国家中医应急医疗队伍配备必需的救治、防护、通讯及后勤保障等方面物资，原则上应提供不少于7个工作日的储备物资。

第二十七条　在中医应急医疗救治工作中，国家中医药管理局可以根据需要，对国家中医应急医疗队伍装备物资进行统一调配。

第五章　培训演练

第二十八条　国家中医应急医疗队伍依托医院提出队伍年度培训和演练计划，经省级中医药主管部门审核同意后，由省级中医药主管部门组织实施。原则上国家中医应急医疗队伍全年累计培训演练不少于20天。国家中医应急医疗队伍年度培训演练情况由省级中医药主管部门于每年年底前报国家中医药管理局。

第二十九条　国家中医应急医疗队伍培训内容以中医紧急医学救援、疫病防治理论技术方法和相关现代医学技术内容为主，体现预防与治疗相结合、临床与科研相结合，每年培训不少于40课时。

第三十条　省级中医药主管部门应定期组织本省（区、市）国家中医应急医疗队伍开展突发事件应急演练，以发挥中医特色优势、提高救治能力、检验应急预案、磨合协同机制、完善应急准备、培训锻炼队伍为目的，通过桌面推演和实战演练等形式演练突发事件相关常见病、多发病的救治流程、技术和方法。国家中医应急医疗队伍每年至少组织1次省内跨地区实战演练，全年累计演练不少于2次。

第三十一条　省级中医药主管部门在组织突发事件中医应急演练时，应结合当地实际情况，着眼实战，讲求实效，科学制定应急演练方案和评估方案，精心组织，规范流程，确保安全。演练结束后应及时总结，不断优化流程，切实提高中医应急医疗能力。

第三十二条　国家中医药管理局组织对国家中医应急医疗队伍的培训演练进行指导和评估，持续提升国家中医应急医疗队伍的应急救治能力和水平。

第六章　组织管理

第三十三条　国家中医应急医疗队伍由国家中医药管理局统一领导和调度指挥。发生突发公共卫生事件时，省级中医药主管部门经国家中医药管理局授权同意后，可指挥和调度本省（区、市）国家中医应急医疗队伍在当地突发事件应急指挥机构统一领导下开展中医应急医疗救治工作。发生特别重大突发公共卫生事件时，国家中医药管理局向省级中医药主管部门发出指令，由省级中医药主管部门在规定时间内，组织国家中医应急医疗队伍前往突发事件现场开展中医应急医疗救治工作；紧急情况下，可采取先调用，后补手续的方式。

第三十四条　国家中医应急医疗队伍在接到任务指令后应携带应急装备物资第一时间到达指定地点开展中医应急医疗救治工作。

第三十五条　国家中医应急医疗队伍在开展现场中医应急医疗救治工作时，应接受突发事件现场指挥部指挥，并遵守现场管理规定和相关工作规范，定期向国家中医药管理局和省级中医药主管部门报告工作进展，必要时随时上报。地方各级卫生健康行政部门、中医药管理部门和医疗卫生机构应提供必要的支持，协助国家中医应急医疗队伍完成相关工作。

第三十六条　国家中医应急医疗队伍在执行中医应急医疗救治任务时实行队长负责制。队员应服从队长指令，履行各自分工和职责，保持通讯畅通，严守工作纪律，保守工作秘密。队员应做好个人防护，保护自身健康与安全，发现身体异常，应立即向队长报告。

第三十七条　国家中医应急医疗队伍完成中医药应急医疗救治任务后，按照突发事件应急指挥机构的统一部署，有序撤离。队长负责按要求提交现场中医药应急医疗救治工作总结报告和相关文字、影像等资料。

第三十八条　省级中医药主管部门组织开展本省（区、市）中医应急医疗救治工作的队伍力量不足时，可向国家中医药管理局提出援助申请，国家中医药管理局统筹调派其他省（区、市）国家中医应急医疗队伍进行应援。

第三十九条　国家中医应急医疗队伍应发挥临时党组织的战斗堡垒作用，发挥党员的先锋模范作用，在应急工作一线锤炼党性，提高行动力。

第四十条　国家中医药管理局和省级中医药主管部门对在中医应急医疗工作中表现突出的国家中医应急医疗队伍和队员予以表扬。队伍依托单位和队员所在单位在职称晋级、评先选优时，在同等条件下对国家中医应急医疗队员予以倾斜。

第四十一条　国家中医应急医疗队员在中医应急医疗工作中，不服从调派、不认真履职、拒不参加培训演练以及违反其他相关制度和纪律的，由队伍依托医院报省级中医药主管部门核实后予以除名，并对所在单位予以通报，同时报国家中医药管理局备案。因严重失职导致突发事件危害扩大，产生严重后果的，依法追究相关单位和当事人责任。

第四十二条　国家中医应急医疗队伍执行国际医疗卫生救援任务时，应当遵照通行的国际惯例，遵守所在国或地区的法律法规，尊重当地风俗习惯，维护国家尊严和形象。

重症急性呼吸综合征诊疗方案

重症急性呼吸综合征（SARS）为一种由SARS冠状病毒（SARS-CoV）引起的急性呼吸道传染病，世界卫生组织（WHO）将其命名为重症急性呼吸综合征。本病为呼吸道传染性疾病，主要传播方式为近距离飞沫传播或接触病人呼吸道分泌物。

（一）病因

2003年4月16日，世界卫生组织根据包括中国内地和香港地区，加拿大、美国在内的11个国家和地区的13个实验室通力合作研究的结果，宣布重症急性呼吸综合征的病因是一种新型的冠状病毒，称为SARS冠状病毒。

（二）临床表现

潜伏期1~16天，常见为3~5天。起病急，传染性强，以发热为首发症状，可有畏寒，体温常超过38℃，呈不规则热或弛张热、稽留热等，热程多为1~2周；伴有头痛、肌肉酸痛、全身乏力和腹泻。起病3~7天后出现干咳、少痰，偶有血丝痰，肺部体征不明显。病情于10~14天达到高峰，发热、乏力等感染中毒症状加重，并出现频繁咳嗽，气促和呼吸困难，略有活动则气喘、心悸，被迫卧床休息。这个时期易发生呼吸道的继发感染。

病程进入2~3周后，发热渐退，其他症状与体征减轻乃至消失。肺部炎症改变的吸收和恢复则较为缓慢，体温正常后仍需2周左右才能完全吸收恢复正常。轻型病人临床症状轻。重症病人病情重，易出现呼吸窘迫综合征。儿童病人的病情似较成人轻。有少数病人不以发热为首发症状，尤其是有近期手术史或有基础疾病的病人。

（三）检查

1.血常规

病程初期到中期白细胞计数通常正常或下降，淋巴细胞则常见减少，部分病例血小板亦减少。T细胞亚群中CD3$^+$、CD4$^+$及CD8$^+$T细胞均显著减少。

2.血液生化检查

丙氨酸氨基转移酶（ALT）、乳酸脱氢酶（LDH）及其同工酶等均可不同程度升高。血气分析可发现血氧饱和度降低。

3.血清学检测

国内已建立间接荧光抗体法（IFA）和酶联免疫吸附试验（ELISA）来检测血清中SARS病毒特异性抗体。IgG型抗体在起病后第1周检出率低或检不出，第2周末检出率80%以上，第3周末95%以上，且效价持续升高，在病后第3个月仍保持很高的滴度。

4.分子生物学检测

以反转录聚合酶链反应（RT-PCR）法，检查病人血液、呼吸道分泌物、大便等标本中SARS冠状病毒的RNA。

5.细胞培养分离病毒

将病人标本接种到细胞中进行培养，分离到病毒后，还应以RT-PCR法来鉴定是否SARS病毒。

6.影像学检查

绝大部分病人在起病早期即有胸部X线检查异常，多呈斑片状或网状改变。起病初期常呈单灶病变，短期内病灶迅速增多，常累及双肺或单肺多叶。部分病人进展迅速，呈大片状阴影。双肺周边区域累及较为常见。对于胸片无病变而临床又怀疑为本病的病人，1~2天内要复查胸部X线检查。胸部CT检查以玻璃样改变最多见。肺部阴影吸收、消散较慢；阴影改变与临床症状体征有时可不一致。

（四）鉴别诊断

重症急性呼吸综合征的诊断必须排除其他可以解释病人流行病学史和临床经过的疾病。临床上要注意排除上呼吸道感染、流行性感冒、细菌性或真菌性肺炎、获得性免疫缺陷综合征（AIDS）合并肺部感染、军团菌病、肺结核、流行性出血热、非感染性间质性肺疾病、肺嗜酸粒细胞浸润症、肺血管炎等呼吸系统疾患。

（五）治疗

1.一般治疗

（1）卧床休息。

（2）避免剧烈咳嗽，咳嗽剧烈者给予镇咳；咳痰者给予祛痰药。

（3）发热超过38.5℃者，可使用解热镇痛药，儿童忌用阿司匹林，因可能引起Reye综合征；或给予冰敷、酒精擦浴等物理降温。

（4）有心、肝、肾等器官功能损害，应该做相应的处理。

2.氧疗

出现气促应给予持续鼻导管或面罩吸氧。

（1）鼻导管或鼻塞给氧：是常用而简单的方法，适用于低浓度给氧，病人易于接受。

（2）面罩给氧：面罩上有调节装置，可调节罩内氧浓度，不需湿化，耗氧量较少。

（3）气管插管或切开经插管或切开处射流给氧：效果好，且有利于呼吸道分泌物的排出和保持气道通畅。

（4）呼吸机给氧：是最佳的氧疗途径和方法，常用于重症病人的抢救。

3.糖皮质激素的应用

应用糖皮质激素治疗应有以下指征之一。

（1）有严重中毒症状，高热持续3天不退。

（2）48小时内肺部阴影面积扩大超过50%。

（3）有急性肺损伤（ALI）或出现ARDS。

4.抗菌药物的应用

为了防治细菌感染，应使用抗生素覆盖社区获得性肺炎的常见病原体，临床上可选用大环内酯类（如阿奇霉素等）、氟喹诺酮类、β-内酰胺类、四环素类等，如果痰培养或临床上提示有耐甲氧西林金黄色葡萄球菌感染或耐青霉素肺炎链球菌感染，可选用（去甲）万古霉素等。

5.抗病毒药物

至今尚无肯定有效抗病毒药物治疗，治疗时可选择试用抗病毒药物。

6.重症病例的处理

（1）加强对病人的动态监护：尽可能收入重症监护病房。

（2）使用无创伤正压机械通气（NPPV）。

（3）NPPV治疗后，若氧饱和度改善不满意，应及时进行有创正压机械通气治疗。

（4）对出现ARDS病例，宜直接应用有创正压机械通气治疗；出现休克或MODS，应予相应支持治疗。

（六）预防

1.控制传染源

（1）疫情报告：我国已将重症急性呼吸综合征列入《中华人民共和国传染病防治法》2004年12月1日施行的法定传染病乙类首位，并规定按甲类传染病进行报告、隔离治疗和管理。发现或怀疑本病时，应尽快向卫生防疫机构报告。做到早发现、早隔离、早治疗。

（2）隔离治疗病人：对临床诊断病例和疑似诊断病例应在指定的医院按呼吸道传染病分别进行隔离观察和治疗。

（3）隔离观察密切接触者：对医学观察病例和密切接触者，如条件许可应在指定地点接受隔离观察，为期14天。在家中接受隔离观察时应注意通风，避免与家人密切接触，并由卫生防疫部门进行医学观察，每天测量体温。

2.切断传播途径

（1）社区综合性预防：减少大型群众性集会或活动，保持公共场所通风换气、空气流通；排除住宅建筑污水排放系统淤阻隐患。

（2）保持良好的个人卫生习惯：不随地吐痰，避免在人前打喷嚏、咳嗽、清洁鼻腔，且事后应洗手；确保住所或活动场所通风；勤洗手；避免去人多或相对密闭的地方，应注意戴口罩。

（3）医院应设立发热门诊，建立本病的专门通道。

3.保护易感人群

保持乐观稳定的心态，均衡饮食，多喝汤饮水，注意保暖，避免疲劳，保证足够的睡眠以及在空旷场所适量运动等，这些良好的生活习惯有助于提高人体对重症急性呼吸综合征的抵抗能力。

新型冠状病毒肺炎诊疗方案（试行第八版）

《新型冠状病毒肺炎诊疗方案（试行第八版）》是为进一步做好新型冠状病毒肺炎医疗救治工作，组织专家在总结前期新冠肺炎诊疗经验和参考世界卫生组织及其他国家诊疗指南基础上，对诊疗方案进行修订。

2020年8月19日，国家卫健委在新型冠状病毒肺炎诊疗方案（试行第七版）基础上修订完成了新型冠状病毒肺炎诊疗方案（试行第八版）。

2021年4月14日，国家卫生健康委和中医药局联合发布了《新型冠状病毒肺炎诊疗方案（试行第八版修订版）》。

一、病原学特点

新型冠状病毒（2019-nCoV）属于β属的冠状病毒，有包膜，颗粒呈圆形或椭圆形，直径60~140nm。具有5个必需基因，分别针对核蛋白（N）、病毒包膜（E）、基质蛋白（M）和刺突蛋白（S）4种结构蛋白及RNA依赖性的RNA聚合酶（RdRp）。核蛋白（N）包裹RNA基因组构成核衣壳，外面围绕着病毒包膜（E），病毒包膜包埋有基质蛋白（M）和刺突蛋白（S）等蛋白。刺突蛋白通过结合血管紧张素转化酶2（ACE2）进入细胞。体外分离培养时，新型冠状病毒96个小时左右即可在人呼吸道上皮细胞内发现，而在VeroE6和Huh-7细胞系中分离培养需4~6天。

冠状病毒对紫外线和热敏感，56℃30分钟、乙醚、75乙醇、含氯消毒剂、过氧乙酸和氯仿等脂溶剂均可有效灭活病毒，氯己定不能有效灭活病毒。

二、流行病学特点

（一）传染源

传染源主要是新型冠状病毒感染的病人和无症状感染者，在潜伏期即有传染性，发病后5天内传染性较强。

（二）传播途径

经呼吸道飞沫和密切接触传播是主要的传播途径。接触病毒污染的物品也可造成感染。

在相对封闭的环境中长时间暴露于高浓度气溶胶情况下存在经气溶胶传播的可能。

由于在粪便、尿液中可分离到新型冠状病毒，应注意其对环境污染造成接触传播或气溶胶传播。

（三）易感人群

人群普遍易感。感染后或接种新型冠状病毒疫苗后可获得一定的免疫力，但持续时间尚不明确。

三、病理改变

以下为主要器官病理学改变和新型冠状病毒检测结果（不包括基础疾病病变）。

（一）肺脏

肺脏呈不同程度的实变。实变区主要呈现弥漫性肺泡损伤和渗出性肺泡炎。不同区域肺病变复杂多样，新旧交错。

肺泡腔内见浆液、纤维蛋白性渗出物及透明膜形成；渗出细胞主要为单核和巨噬细胞，可见多核巨细胞。Ⅱ型肺泡上皮细胞增生，部分细胞脱落。Ⅱ型肺泡上皮细胞和巨噬细胞内偶见包涵体。肺泡隔可见充血、水肿，单核和淋巴细胞浸润。少数肺泡过度充气、肺泡隔断裂或囊腔形成。肺内各级支气管黏膜部分上皮脱落，腔内可见渗出物和黏液。小支气管和细支气管易见黏液栓形成。可见肺血管炎、血栓形成（混合血栓、透明血栓）和血栓栓塞。肺组织易见灶性出血，可见出血性梗死、细菌和（或）真菌感染。病程较长的病例，可见肺泡腔渗出物机化（肉质变）和肺间质纤维化。

电镜下支气管黏膜上皮和Ⅱ型肺泡上皮细胞胞质内可见冠状病毒颗粒。免疫组化染色显示部分支气管黏膜上皮、肺泡上皮细胞和巨噬细胞呈新型冠状病毒抗原免疫染色和核酸检测阳性。

（二）脾脏、肺门淋巴结和骨髓

脾脏缩小。白髓萎缩，淋巴细胞数量减少、部分细胞坏死；红髓充血、灶性出血，脾脏内巨噬细胞增生并可见吞噬现象；可见脾脏贫血性梗死。淋巴结淋巴细胞数量较少，可见坏死。免疫组化染色显示脾脏和淋巴结内CD4$^+$T和CD8$^+$T细胞均减少。淋巴结组织可呈新型冠状病毒核酸检测阳性，巨噬细胞新型冠状病毒抗原免疫染色阳性。骨髓造血细胞或增生或数量减少，粒红比例增高；偶见噬血现象。

（三）心脏和血管

部分心肌细胞可见变性、坏死，间质充血、水肿，可见少数单核细胞、淋巴细胞和（或）中性粒细胞浸润。偶见新型冠状病毒核酸检测阳性。

全身主要部位小血管可见内皮细胞脱落、内膜或全层炎症；可见血管内混合血栓形成、血栓栓塞及相应部位的梗死。主要脏器微血管可见透明血栓形成。

（四）肝脏和胆囊

肝细胞变性、灶性坏死伴中性粒细胞浸润；肝血窦充血，汇管区见淋巴细胞和单核细胞浸润，微血栓形成。胆囊高度充盈。肝脏和胆囊可见新型冠状病毒核酸检测阳性。

（五）肾脏

肾小球毛细血管充血，偶见节段性纤维素样坏死；球囊腔内见蛋白性渗出物。近端小管上皮变性，部分坏死、脱落，远端小管易见管型。肾间质充血，可见微血栓形成。肾组织偶见新型冠状病毒核酸检测阳性。

（六）其他器官

脑组织充血、水肿，部分神经元变性、缺血性改变和脱失，偶见噬节现象；可见血管周围间隙单核细胞和淋巴细胞浸润。肾上腺见灶性坏死。食管、胃和肠黏膜上皮不同程度变性、坏死、脱落，固有层和黏膜下单核细胞、淋巴细胞浸润。肾上腺可见皮质细胞变性，灶性出血和坏死。睾丸见不同程度的生精细胞数量减少，Sertoli细胞和Leydig细胞变性。

鼻咽和胃肠黏膜及睾丸和唾液腺等器官可检测到新型冠状病毒。

四、临床特点

（一）临床表现

潜伏期1~14天，多为3~7天。

以发热、干咳、乏力为主要表现。部分病人以嗅觉、味觉减退或丧失等为首发症状，少数病人伴有鼻塞、流涕、咽痛、结膜炎、肌痛和腹泻等症状。重症病人多在发病1周后出现呼吸困难和（或）低氧血症，严重者可快速进展为急性呼吸窘迫综合征、脓毒症休克、难以纠正的代谢性酸中毒和出凝血功能障碍及多器官功能衰竭等。极少数病人还可有中枢神经系统受累及肢端缺血性坏死等表现。值得注意的是重型、危重型病人病程中可为中低热，甚至无明显发热。

轻型病人可表现为低热、轻微乏力、嗅觉及味觉障碍等，无肺炎表现。少数病人在感染新型冠状病毒后可无明显临床症状。

多数病人预后良好，少数病人病情危重，多见于老年人、有慢性基础疾病者、晚期妊娠和围产期女性、肥胖人群。

儿童病例症状相对较轻，部分儿童及新生儿病例症状可不典型，表现为呕吐、腹泻等消化道症状或仅表现为反应差、呼吸急促。极少数儿童可有多系统炎症综合征（MIS-C），出现类似川崎病或不典型川崎病表现、中毒性休克综合征或巨噬细胞活化综合征等，多发生于恢复期。主要表现为发热伴皮疹、非化脓性结膜炎、黏膜炎症、低血压或休克、凝血障碍、急性消化道症状等。一旦发生，病情可在短期内急剧恶化。

（二）实验室检查

1.一般检查

发病早期外周血白细胞总数正常或减少，可见淋巴细胞计数减少，部分病人可出现肝酶、乳酸脱氢酶、肌酶、肌红蛋白、肌钙蛋白和铁蛋白增高。多数病人C反应蛋白（CRP）和血沉升高，降钙素原正常。重型、危重型病人可见D-二聚体升高、外周血淋巴细胞进行性减少，炎症因子升高。

2.病原学及血清学检查

（1）病原学检查：采用RT-PCR和（或）NGS方法在鼻咽拭子、痰和其他下呼吸道分泌物、血液、粪便、尿液等标本中可检测出新型冠状病毒核酸。检测下呼吸道标本（痰或气道抽取物）更加准确。

核酸检测会受到病程、标本采集、检测过程、检测试剂等因素的影响，为提高检测阳性率，应规范采集标本，标本采集后尽快送检。

（2）血清学检查：新型冠状病毒特异性IgM抗体、IgG抗体阳性，发病1周内阳性率均较低。

由于试剂本身阳性判断值原因，或者体内存在干扰物质（类风湿因子、嗜异性抗体、补体、溶菌酶等），或者标本原因（标本溶血、标本被细菌污染、标本贮存时间过长、标本凝固不全等），抗体检测可能会出现假阳性。一般不单独以血清学检测作为诊断依据，需结合流行病学史、临床表现和基础疾病等情况进行综合判断。

对以下病人可通过抗体检测进行诊断：临床怀疑新冠肺炎且核酸检测阴性的病人；病情处于恢复期且核酸检测阴性的病人。

（三）胸部影像学

早期呈现多发小斑片影及间质改变，以肺外带明显。进而发展为双肺多发磨玻璃影、浸润影，严重者可出现肺实变，胸腔积液少见。MIS-C时，心功能不全病人可见心影增大和肺水肿。

五、诊断标准

（一）疑似病例

结合下述流行病学史和临床表现综合分析，有流行病学史中的任何1条，且符合临床表现中任意2条。

无明确流行病学史的，符合临床表现中任意2条，同时新型冠状病毒特异性IgM抗体阳性；或符合临床表现中的3条。

1.流行病学史

（1）发病前14天内有病例报告社区的旅行史或居住史。

（2）发病前14天内与新型冠状病毒感染的病人或无症状感染者有接触史。

（3）发病前14天内曾接触过来自有病例报告社区的发热或有呼吸道症状的病人。

（4）聚集性发病〔2周内在小范围如家庭、办公室、学校班级等场所，出现2例及以上发热和（或）呼吸道症状的病例〕。

2.临床表现

（1）发热和（或）呼吸道症状等新冠肺炎相关临床表现。

（2）具有上述新冠肺炎影像学特征。

（3）发病早期白细胞总数正常或降低，淋巴细胞计数正常或减少。

（二）确诊病例

疑似病例同时具备以下病原学或血清学证据之一者：

（1）实时荧光RT-PCR检测新型冠状病毒核酸阳性。

（2）病毒基因测序，与已知的新型冠状病毒高度同源。

（3）新型冠状病毒特异性IgM抗体和IgG抗体阳性。

（4）新型冠状病毒特异性IgG抗体由阴性转为阳性或恢复期IgG抗体滴度较急性期呈4倍及以上升高。

六、临床分型

（一）轻型

临床症状轻微，影像学未见肺炎表现。

（二）普通型

具有发热、呼吸道症状等，影像学可见肺炎表现。

（三）重型

1.成人符合下列任何一条

（1）出现气促，RR ≥ 30次/分。

（2）静息状态下，吸空气时指氧饱和度 ≤ 93。

（3）动脉血氧分压（PaO_2）/吸氧浓度（FiO_2） ≤ 300mmHg（1mmHg=0.133kPa）；高海拔（海拔超过1000米）地区应根据以下公式对PaO_2/FiO_2进行校正：$PaO_2/FiO_2 \times$〔760/大气压（mmHg）〕。

（4）临床症状进行性加重，肺部影像学显示24~48小时内病灶明显进展>50者。

2.儿童符合下列任何一条

（1）持续高热超过3天。

（2）出现气促（<2月龄，RR≥60次/分；2~12月龄，RR≥50次/分；1~5岁，RR≥40次/分；>5岁，RR≥30次/分），除外发热和哭闹的影响。

（3）静息状态下，吸空气时指氧饱和度≤93。

（4）辅助呼吸（鼻翼扇动、三凹征）。

（5）出现嗜睡、惊厥。

（6）拒食或喂养困难，有脱水征。

（四）危重型

符合以下情况之一者：

（1）出现呼吸衰竭，且需要机械通气。

（2）出现休克。

（3）合并其他器官功能衰竭需ICU监护治疗。

七、重型/危重型高危人群

（1）大于65岁老年人。

（2）有心脑血管疾病（含高血压），慢性肺部疾病（慢性阻塞性肺疾病、中度至重度哮喘），糖尿病，慢性肝脏、肾脏疾病，肿瘤等基础疾病者。

（3）免疫功能缺陷者（如艾滋病病人、长期使用皮质类固醇或其他免疫抑制药物导致免疫功能减退状态）。

（4）肥胖（体质指数≥30）。

（5）晚期妊娠和围产期女性。

（6）重度吸烟者。

八、重型/危重型早期预警指标

1.成人

有以下指标变化应警惕病情恶化：

（1）低氧血症或呼吸窘迫进行性加重。

（2）组织氧合指标恶化或乳酸进行性升高。

（3）外周血淋巴细胞计数进行性降低或外周血炎症标记物如IL-6、CRP、铁蛋白等进行性上升。

（4）D-二聚体等凝血功能相关指标明显升高。

（5）胸部影像学显示肺部病变明显进展。

2.儿童

（1）呼吸频率增快。

（2）精神反应差、嗜睡。

（3）乳酸进行性升高。

（4）CRP、PCT、铁蛋白等炎症标记物明显升高。

（5）影像学显示双侧或多肺叶浸润、胸腔积液或短期内病变快速进展。

（6）有基础疾病（先天性心脏病、支气管肺发育不良、呼吸道畸形、异常血红蛋白、重度营养不良等）、有免疫缺陷或低下（长期使用免疫抑制剂）和新生儿。

九、鉴别诊断

（1）新型冠状病毒肺炎轻型表现需与其他病毒引起的上呼吸道感染相鉴别。

（2）新型冠状病毒肺炎主要与流感病毒、腺病毒、呼吸道合胞病毒等其他已知病毒性肺炎及肺炎支原体感染鉴别，尤其是对疑似病例要尽可能采取包括快速抗原检测和多重PCR核酸检测等方法，对常见呼吸道病原体进行检测。

（3）还要与非感染性疾病，如血管炎、皮肌炎和机化性肺炎等鉴别。

（4）儿童病人出现皮疹、黏膜损害时，需与川崎病鉴别。

十、病例的发现与报告

各级各类医疗机构的医务人员发现符合病例定义的疑似病例后，应当立即进行单人单间隔离治疗，院内专家会诊或主诊医师会诊，仍考虑疑似病例，在2小时内进行网络直报，并采集标本进行新型冠状病毒核酸检测，同时在确保转运安全前提下立即将疑似病例转运至定点医院。与新型冠状病毒感染者有密切接触者，即便常见呼吸道病原检测阳性，也建议及时进行新型冠状病毒病原学检测。疑似病例连续两次新型冠状病毒核酸检测阴性（采样时间至少间隔24小时）且发病7天后新型冠状病毒特异性IgM抗体和IgG抗体仍为阴性可排除疑似病例诊断。

对于确诊病例应在发现后2小时内进行网络直报。

十一、治疗

（一）根据病情确定治疗场所

（1）疑似及确诊病例应在具备有效隔离条件和防护条件的定点医院隔离治疗，疑似病例应单人单间隔离治疗，确诊病例可多人收治在同一病室。

（2）危重型病例应当尽早收入ICU治疗。

（二）一般治疗

（1）卧床休息，加强支持治疗，保证充分能量摄入；注意水、电解质平衡，维持内环境稳定；密切监测生命体征、指氧饱和度等。

（2）根据病情监测血常规、尿常规、CRP、生化指标（肝酶、心肌酶、肾功能等）、凝血功能、动脉血气分析、胸部影像学等。有条件者可行细胞因子检测。

（3）及时给予有效氧疗措施，包括鼻导管、面罩给氧和经鼻高流量氧疗。有条件可采用氢氧混合吸入气（H_2/O_2：66.6%/33.3%）治疗。

（4）抗菌药物治疗：避免盲目或不恰当使用抗菌药物，尤其是联合使用广谱抗菌药物。

（三）抗病毒治疗

在抗病毒药物应急性临床试用过程中，相继开展了多项临床试验，虽然仍未发现经严格"随机、双盲、安慰剂对照研究"证明有效的抗病毒药物，但某些药物经临床观察研究显示可能具有一定的治疗作用。目前较为一致的意见认为，具有潜在抗病毒作用的药物应在病程早期使用，建议重点应用于有重症高危因素及有重症倾向的病人。

不推荐单独使用洛匹那韦/利托那韦和利巴韦林，不推荐使用羟氯喹或联合使用阿奇霉素。以下药物可继续试用，在临床应用中进一步评价疗效。

（1）α–干扰素：成人每次500万U或相当剂量，加入灭菌注射用水2mL，每日2次，雾化吸入，疗程不超过10天。

（2）利巴韦林：建议与干扰素（剂量同上）或洛匹那韦/利托那韦（成人200mg/50mg/粒，每次2粒，每日2次）联合应用，成人每次500mg，每日2~3次静脉输注，疗程不超过10天。

（3）磷酸氯喹：用于18~65岁成人。体重大于50kg者，每次500mg，每日2次，疗程7天；体重小于50kg者，第1、2天每次500mg，每日2次，第3~7天每次500mg，每日1次。

（4）阿比多尔：成人200mg，每日3次，疗程不超过10天。要注意上述药物的不良反应、禁忌证以及与其他药物的相互作用等问题。不建议同时应用3种以上抗病毒药物，出现不可耐受的毒副作用时应停止使用相关药物。对孕产妇病人的治疗应考虑妊娠周数，尽可能选择对胎儿影响较小的药物，以及考虑是否终止妊娠后再进行治疗，并知情告知。

（四）免疫治疗

（1）康复者恢复期血浆：适用于病情进展较快、重型和危重型病人。用法用量参考《新冠肺炎康复者恢复期血浆临床治疗方案（试行第二版）》。

（2）静脉滴注COVID-19人免疫球蛋白：可应急用于病情进展较快的普通型和重型病人。推荐剂量为普通型20mL、重型40mL，静脉输注，根据病人病情改善情况，可隔日再次输注，总次数不超过5次。

（3）托珠单抗：对于双肺广泛病变者及重型病人，且实验室检测IL-6水平升高者，可试用。具体用法：首次剂量4~8mg/kg，推荐剂量400mg，0.9%生理盐水稀释至100mL，输注时间大于1小时；首次用药疗效不佳者，可在首剂应用12小时后追加应用一次（剂量同前），累计给药次数最多为2次，单次最大剂量不超过800mg。注意过敏反应，有结核等活动性感染者禁用。

（五）糖皮质激素治疗

对于氧合指标进行性恶化、影像学进展迅速、机体炎症反应过度激活状态的病人，酌情短期内（一般建议3~5日，不超过10日）使用糖皮质激素，建议剂量相当于甲泼尼龙0.5~1mg/（kg·d），应当注意较大剂量糖皮质激素由于免疫抑制作用，可能会延缓对病毒的清除。

（六）重型、危重型病例的治疗

1.治疗原则

在上述治疗的基础上，积极防治并发症，治疗基础疾病，预防继发感染，及时进行器官功能支持。

2.呼吸支持

（1）鼻导管或面罩吸氧：PaO_2/FiO_2低于300mmHg的重型病人均应立即给予氧疗。接受鼻导管或面罩吸氧后，短时间（1~2小时）密切观察，若呼吸窘迫和（或）低氧血症无改善，应使用经鼻高流量氧疗（HFNC）或无创通气（NIV）。

（2）经鼻高流量氧疗或无创通气：PaO_2/FiO_2低于200mmHg应给予经鼻高流量氧疗（HFNC）或无创通气（NIV）。接受HFNC或NIV的病人，无禁忌证的情况下，建议同时实施俯卧位通气，即清醒俯卧位通气，俯卧位治疗时间应大于12小时。

部分病人使用HFNC或NIV治疗的失败风险高，需要密切观察病人的症状和体征。若短时间（1~2小时）治疗后病情无改善，特别是接受俯卧位治疗后，低氧血症仍无改善，或呼吸频数、潮气量过大或吸气努力过强等，往往提示HFNC或NIV治疗疗效不佳，应及时进行有创机械通气治疗。

（3）有创机械通气：一般情况下，PaO_2/FiO_2低于150mmHg，应考虑气管插管，实施有创机械通气。但鉴于重症新型冠状病毒肺炎病人低氧血症的临床表现不典型，不应单纯把PaO_2/FiO_2是否达标作为气管插管和有创机械通气的指征，而应结合病人的临床表现和器官功能情况实时进行评估。值得注意的是，延误气管插管，带来的危害可能更大。

早期恰当的有创机械通气治疗是危重型病人重要的治疗手段。实施肺保护性机械通气策略。对于中重度急性呼吸窘迫综合征病人，或有创机械通气FiO_2高于50时，可采用肺复张治疗。并根据肺复张的反应性，决定是否反复实施肺复张手法。应注意部分新冠肺炎病人肺可复张性较差，应避免过高的PEEP导致气压伤。

（4）气道管理：加强气道湿化，建议采用主动加热湿化器，有条件的使用环路加热导丝保证湿化效果；建议使用密闭式吸痰，必要时气管镜吸痰；积极进行气道廓清治疗，如振动排痰、高频胸廓振荡、体位引流等；在氧合及血流动力学稳定的情况下，尽早开展被动及主动活动，促进痰液引流及肺康复。

（5）体外膜肺氧合（ECMO）：ECMO启动时机。在最优的机械通气条件下（$FiO_2 \geqslant 80$，潮气量为6mL/kg理想体重，$PEEP \geqslant 5cmH_2O$，且无禁忌证），且保护性通气和俯卧位通气效果不佳，并符合以下之一，应尽早考虑评估实施ECMO：①$PaO_2/FiO_2<50mmHg$超过3小时；②$PaO_2/FiO_2<80mmHg$超过6小时；③动脉血pH<7.25且$PaCO_2>60mmHg$超过6小时，且呼吸频率>35次/分；④呼吸频率>35次/分时，动脉血pH<7.2且平台压>$30cmH_2O$；⑤合并心源性休克或者心脏骤停。

符合ECMO指征，且无禁忌证的危重型病人，应尽早启动ECMO治疗，延误时机，导致病人预后不良。

ECMO模式选择。仅需呼吸支持时选用静脉-静脉方式ECMO（VV-ECMO），是最为常用的方式；需呼吸和循环同时支持则选用静脉-动脉方式ECMO（VA-ECMO）；VA-ECMO出现头臂部缺氧时可采用VAV-ECMO模式。实施ECMO后，严格实施肺保护性肺通气策略。推荐初始设置：潮气量<4~6mL/kg理想体重，平台压$\leqslant 25cmH_2O$，驱动压<$15cmH_2O$，PEEP5~$15cmH_2O$，呼吸频率4~10次/分，$FiO_2<50$。对于氧合功能难以维持或吸气努力强、双肺重力依赖区实变明显或需积极气道分泌物引流的病人，可联合俯卧位通气。

儿童心肺代偿能力较成人弱，对缺氧更为敏感，需要应用比成人更积极的氧疗和通气支持策略，指征应适当放宽；不推荐常规应用肺复张。

3.循环支持

危重型病人可合并休克，应在充分液体复苏的基础上，合理使用血管活性药物，密切监测病人血压、心率和尿量的变化，以及乳酸和碱剩余。必要时进行血流动力学监测，指导输液和血管活性药物使用，改善组织灌注。

4.抗凝治疗

重型或危重型病人合并血栓栓塞风险较高。对无抗凝禁忌证者，同时D-二聚体明显增高者，建议预防性使用抗凝药物。发生血栓栓塞事件时，按照相应指南进行抗凝治疗。

5.急性肾损伤和肾替代治疗

危重型病人可合并急性肾损伤，应积极寻找病因，如低灌注和药物等因素。在积极纠正病因的同时，注意维持水、电解质、酸碱平衡。连续性肾替代治疗（CRRT）的指征包括：①高钾血症；②严重酸中毒；③利尿剂无效的肺水肿或水负荷过多。

6.血液净化治疗

血液净化系统包括血浆置换、吸附、灌流、血液/血浆滤过等，能清除炎症因子，阻断"细胞因子风暴"，从而减轻炎症反应对机体的损伤，可用于重型、危重型病人细胞因子风暴早中期的救治。

7.儿童多系统炎症综合征

治疗原则是多学科合作，尽早抗炎、纠正休克和出凝血功能障碍、脏器功能支持，必要时抗感染治疗。有典型或不典型川崎病表现者，与川崎病经典治疗方案相似。以静脉用丙种球蛋白（IVIG）、糖皮质激素及口服阿司匹林等治疗为主。

8.其他治疗措施

可考虑使用血必净治疗；可使用肠道微生态调节剂，维持肠道微生态平衡，预防继发细菌感染；儿童重型、危重型病例可酌情考虑使用IVIG。

妊娠合并重型或危重型病人应积极终止妊娠，剖宫产为首选。

病人常存在焦虑恐惧情绪，应当加强心理疏导，必要时辅以药物治疗。

（七）中医治疗

本病属于中医"疫"病范畴，病因为感受"疫戾"之气，各地可根据病情、当地气候特点以及不同体质等情况，参照下列方案进行辨证论治。涉及超药典剂量，应当在医师指导下使用。

1.医学观察期

临床表现1：乏力伴胃肠不适。

推荐中成药：藿香正气胶囊（丸、水、口服液）。

临床表现2：乏力伴发热。

推荐中成药：金花清感颗粒、连花清瘟胶囊（颗粒）、疏风解毒胶囊（颗粒）。

2.临床治疗期（确诊病例）

清肺排毒汤

适用范围：结合多地医生临床观察，适用于轻型、普通型、重型病人，在危重型病人救治中可结合病人实际情况合理使用。

基础方剂：麻黄9g、炙甘草6g、杏仁9g、生石膏15~30g（先煎）、桂枝9g、泽泻9g、猪苓9g、白术9g、茯苓15g、柴胡16g、黄芩6g、姜半夏9g、生姜9g、紫菀9g、冬花9g、射干9g、细辛6g、山药12g、枳实6g、陈皮6g、藿香9g。

服法：传统中药饮片，水煎服。每天1剂，早、晚各1次（饭后40分钟），温服，3

剂一个疗程。

如有条件，每次服完药可加服大米汤半碗，舌干津液亏虚者可多服至一碗。（注：如病人不发热则生石膏的用量要小，发热或壮热可加大生石膏用量）。若症状好转而未痊愈则服用第二个疗程，若病人有特殊情况或其他基础病，第二疗程可以根据实际情况修改处方，症状消失则停药。

处方来源：国家卫生健康委办公厅国家中医药管理局办公室《关于推荐在中西医结合救治新型冠状病毒感染的肺炎中使用"清肺排毒汤"的通知》（国中医药办医政函〔2020〕22号）。

2.轻型

（1）寒湿郁肺证

临床表现：发热，乏力，周身酸痛，咳嗽，咯痰，胸紧憋气，纳呆，恶心，呕吐，大便黏腻不爽。舌质淡胖齿痕或淡红，苔白厚腐腻或白腻，脉濡或滑。

推荐处方：寒湿疫方。

基础方剂：生麻黄6g、生石膏15g、杏仁9g、羌活15g、葶苈子15g、贯众9g、地龙15g、徐长卿15g、藿香15g、佩兰9g、苍术15g、云苓45g、生白术30g、焦三仙各9g、厚朴15g、焦槟榔9g、煨草果9g、生姜15g。

服法：每日1剂，水煎600mL，分3次服用，早、中、晚各1次，饭前服用。

（2）湿热蕴肺证

临床表现：低热或不发热，微恶寒，乏力，头身困重，肌肉酸痛，干咳痰少，咽痛，口干不欲多饮，或伴有胸闷脘痞，无汗或汗出不畅，或见呕恶纳呆，便溏或大便黏滞不爽。舌淡红，苔白厚腻或薄黄，脉滑数或濡。

推荐处方：槟榔10g、草果10g、厚朴10g、知母10g、黄芩10g、柴胡10g、赤芍10g、连翘15g、青蒿10g（后下）、苍术10g、大青叶10g、生甘草5g。

服法：每日1剂，水煎400mL，分2次服用，早、晚各1次。

3.普通型

（1）湿毒郁肺证

临床表现：发热，咳嗽痰少，或有黄痰，憋闷气促，腹胀，便秘不畅。舌质暗红，舌体胖，苔黄腻或黄燥，脉滑数或弦滑。

推荐处方：宣肺败毒方。

基础方剂：生麻黄6g、苦杏仁15g、生石膏30g、生薏苡仁30g、茅苍术10g、广藿香15g、青蒿草12g、虎杖20g、马鞭草30g、干芦根30g、葶苈子15g、化橘红15g、生甘草10g。

服法：每日1剂，水煎400mL，分2次服用，早、晚各1次。

（2）寒湿阻肺证

临床表现：低热，身热不扬，或未热，干咳，少痰，倦怠乏力，胸闷，脘痞，或呕恶，便溏。舌质淡或淡红，苔白或白腻，脉濡。

推荐处方：苍术15g、陈皮10g、厚朴10g、藿香10g、草果6g、生麻黄6g、羌活10g、生姜10g、槟榔10g。

服法：每日1剂，水煎400mL，分2次服用，早、晚各1次。

4.重型

（1）疫毒闭肺证

临床表现：发热面红，咳嗽，痰黄黏少，或痰中带血，喘憋气促，疲乏倦怠，口干苦黏，恶心不食，大便不畅，小便短赤。舌红，苔黄腻，脉滑数。

推荐处方：化湿败毒方。

基础方剂：生麻黄6g、杏仁9g、生石膏15g、甘草3g、藿香10g（后下）、厚朴10g、苍术15g、草果10g、法半夏9g、茯苓15g、生大黄5g（后下）、生黄芪10g、葶苈子10g、赤芍10g。

服法：每日1~2剂，水煎服，每次100~200mL，一日2~4次，口服或鼻饲。

（2）气营两燔证

临床表现：大热烦渴，喘憋气促，谵语神昏，视物错瞀，或发斑疹，或吐血、衄血，或四肢抽搐。舌绛少苔或无苔，脉沉细数，或浮大而数。

推荐处方：生石膏30~60g（先煎）、知母30g、生地30~60g、水牛角30g（先煎）、赤芍30g、玄参30g、连翘15g、丹皮15g、黄连6g、竹叶12g、葶苈子15g、生甘草6g。

服法：每日1剂，水煎服，先煎石膏、水牛角后下诸药，每次100mL~200mL，每日2~4次，口服或鼻饲。

推荐中成药：喜炎平注射液、血必净注射液、热毒宁注射液、痰热清注射液、醒脑静注射液。功效相近的药物根据个体情况可选择一种，也可根据临床症状联合使用两种。中药注射剂可与中药汤剂联合使用。

5.危重型

内闭外脱证

临床表现：呼吸困难、动辄气喘或需要机械通气，伴神昏，烦躁，汗出肢冷，舌质紫暗，苔厚腻或燥，脉浮大无根。

推荐处方：人参15g、黑顺片10g(先煎)、山茱萸15g，送服苏合香丸或安宫牛黄丸。

出现机械通气伴腹胀便秘或大便不畅者，可用生大黄5~10g。出现人机不同步情况，在镇静和肌松剂使用的情况下，可用生大黄5~10g和芒硝5~10g。

推荐中成药：血必净注射液、热毒宁注射液、痰热清注射液、醒脑静注射液、参附注射液、生脉注射液、参麦注射液。

功效相近的药物根据个体情况可选择一种，也可根据临床症状联合使用两种。中药注射剂可与中药汤剂联合使用。

注：重型和危重型中药注射剂推荐用法

中药注射剂的使用遵照药品说明书从小剂量开始、逐步辨证调整的原则，推荐用法如下。

病毒感染或合并轻度细菌感染： 0.9%氯化钠注射液250mL加喜炎平注射液100mg，每日2次，或0.9%氯化钠注射液250mL加热毒宁注射液20mL，或0.9%氯化钠注射液250mL加痰热清注射液40mL，每日2次。

高热伴意识障碍： 0.9%氯化钠注射液250mL加醒脑静注射液20mL，每日2次。

全身炎症反应综合征或（和）多脏器功能衰竭： 0.9%氯化钠注射液250mL加血必净注射液100mL，每日2次。

免疫抑制： 葡萄糖注射液250mL加参麦注射液100mL或生脉注射液20~60mL，每日2次。

6.恢复期

（1）肺脾气虚证

临床表现：气短，倦怠乏力，纳差呕恶，痞满，大便无力，便溏不爽。舌淡胖，苔白腻。

推荐处方：法半夏9g、陈皮10g、党参15g、炙黄芪30g、炒白术10g、茯苓15g、藿香10g、砂仁6g（后下）、甘草6g。

服法：每日1剂，水煎400mL，分2次服用，早、晚各1次。

（2）气阴两虚证

临床表现：乏力，气短，口干，口渴，心悸，汗多，纳差，低热或不热，干咳少痰。舌干少津，脉细或虚无力。

推荐处方：南北沙参各10g、麦冬15g、西洋参6g，五味子6g、生石膏15g、淡竹叶10g、桑叶10g、芦根15g、丹参15g、生甘草6g。

服法：每日1剂，水煎400mL，分2次服用，早、晚各1次。

（八）早期康复

重视病人早期康复介入，针对新冠肺炎病人呼吸功能、躯体功能以及心理障碍，积极开展康复训练和干预，尽最大可能恢复体能、体质和免疫能力。

十二、护理

根据病人病情，明确护理重点并做好基础护理。重症病人密切观察病人生命体征和意识状态，重点监测血氧饱和度。危重症病人24小时持续心电监测，每小时测量病人的心率、呼吸频率、血压、SpO_2，每4小时测量并记录体温。合理、正确使用静脉通路，并保持各类管路通畅，妥善固定。卧床病人定时变更体位，预防压力性损伤。按护理规范做好无创机械通气、有创机械通气、人工气道、俯卧位通气、镇静镇痛、体外膜肺氧合诊疗的护理。特别注意病人口腔护理和液体出入量管理，有创机械通气病人防止误吸。清醒病人及时评估心理状况，做好心理护理。

十三、出院标准及出院后注意事项

（一）出院标准

（1）体温恢复正常3天以上。

（2）呼吸道症状明显好转。

（3）肺部影像学显示急性渗出性病变明显改善。

（4）连续两次呼吸道标本核酸检测阴性（采样时间至少间隔24小时）。

满足以上条件者可出院。

对于满足上述第（1）、（2）、（3）条标准的病人，核酸仍持续阳性超过4周者，建议通过抗体检测、病毒培养分离等方法对病人传染性进行综合评估后，判断是否出院。

（二）出院后注意事项

（1）定点医院要做好与病人居住地基层医疗机构间的联系，共享病历资料，及时将出院病人信息推送至病人辖区或居住地基层医疗卫生机构。

（2）建议出院后继续进行14天隔离管理和健康状况监测，佩戴口罩，有条件的居住在通风良好的单人房间，减少与家人的近距离密切接触，分餐饮食，做好手卫生，避免外出活动。

（3）建议在出院后第2周、第4周到医院随访、复诊。

十四、转运原则

按照国家卫生健康委印发的《新型冠状病毒感染的肺炎病例转运工作方案（试行）》执行。

十五、医疗机构内感染预防与控制

严格按照国家卫生健康委印发的《医疗机构内新型冠状病毒感染预防与控制技术指南（第一版）》《新型冠状病毒感染的肺炎防护中常见医用防护用品使用范围指引（试行）》的要求执行。

十六、预防

保持良好的个人及环境卫生，均衡营养、适量运动、充足休息，避免过度疲劳。提高健康素养，养成"一米线"、勤洗手、戴口罩、公筷制等卫生习惯和生活方式，打喷嚏或咳嗽时应掩住口鼻。保持室内通风良好，科学做好个人防护，出现呼吸道症状时应及时到发热门诊就医。近期去过高风险地区或与确诊、疑似病例有接触史的，应主动进行新型冠状病毒核酸检测。

第二篇

中医疫病防治

中医论"疫"

疫之为病，历史悠久，在甲骨文中已有记载，《山海经》中也有贞卜"天下大疫"的记录。据《中国疫病史鉴》载，从西汉到清末，中国至少发生过321次大型瘟疫，其中不乏十分严重的情况，如张仲景在《伤寒杂病论》自序中说："余宗族素多，向余二百，建安纪年以来，犹未十稔，其死亡者，三分有二……"三国时曹植的《说疫气》记述："建安二十二年，疠气流行，家家有僵尸之痛，室室有号泣之哀。"明末吴又可在《温疫论》原序中说："崇祯辛巳，疫气流行，感者多，于五六月益甚，或合门传染。"以至于吴江出现"一巷百余家，无一家幸免；一门数十口，无一口幸存"（《吴江县志》）。

中医人与各种瘟疫展开了一次又一次的生死对决，开展了力所能及的救治，取得了不少成果，在疫情控制和疾病治疗方面都发挥了重要作用。古代中医是如何认识疫之为病的呢？

（一）疫之病源

受传统文化与认知条件的限制，古人在很长时期为其发病的怪异所迷惑，认为疫病是由鬼神所为。如郑玄注《周礼》时言："疫，疠鬼也。"《释名》曰："疫，役也。言有鬼行役也"。《内经》亦有"邪鬼干人""疠气流行……或以为疫者鬼神所作"的记载。

随着中医学的发展，这种迷信或蒙昧的观点逐渐发生了改变，进而出现疫病是由自然界"疠气"所为，或称之为"毒气""疫气""戾气""异气""杂气"等，与鬼神则毫不相干的认识。如《礼记》有"孟春行秋令，则民大疫""季春行夏令，则民多疾疫"的记述，已认识到疫与气候异常有关。《素问·本病论》曰："四时不节，即生大疫""气交失易位，气交乃变，变易非常，即四时失序，万化不安，变民病也"，认为因天地气交异变，破坏了四时节序，影响万物生化规律，进而致疫病发生。张仲景论述时行病时指出："凡时行者，春时应暖而反大寒……冬时应寒而反大温，此非其时而有其气"，并提出"欲候知四时正气为病及时行疫气之法，皆当按斗历占之"。曹植在《说疫气》中提出"阴阳失位，寒暑错时，是故生疫"的观点。巢元方认为："其病与时气、温、热等病相类，皆有一岁之内，节气不和，寒暑乖候，或有暴风疾雨，雾露不散，则民多疾疫。"并进一步总结"此病皆因岁时不和，温凉失节，人感乖戾之气而生病"。吴又可在《温疫论》中明确指出："夫温疫之为病，非风、非寒、非暑、非湿，乃天地间别有一种异气所感。"并做出说明："疫气者，亦杂气中之一，但有甚于他气，故为病颇重，因名之疠气。"还描述此异气"无形可求，无象可见，况无声复无臭""其来无时，其着无方""来而不知，感而不觉"。

吴瑭在《温病条辨》中认为温病中的"温毒"与"温疫"是由疠气、秽浊之毒气所致。此外，还有一种能致疫病的瘴气，又称山岚瘴气、瘴毒、瘴疠等。《医学正传》言："岭南闽广等处曰瘴气，盖指山岚雾露烟瘴湿热恶气而名之也。"瘴气主要指南方山林中因动植物腐烂、湿热蕴蒸致病的毒气。

上述疫之病源往往自口鼻而入，即"天牝（鼻之别名）从来，复得其往"（《素问·刺法论》）。吴又可也认为"时疫之邪，自口鼻而入""温疫之来，邪自口鼻而入"，因而疫之致病多犯肺系与脾胃，并发现"邪之所着，有天受，有传染，所感虽殊，其病则一"（《温疫论》）。

（二）疫之起病

1.疠气大多毒烈，但并非染之皆病

古代医家认为普通人是否感染疫病与毒性强度及染毒程度相关，但更与人体正气有密切关系。对此，《素问·刺法论》做出了明确解释，即"不相染者，正气存内，邪不可干……"；还提出了"三虚"致疫说，即："虚邪"即疫之病源，"天虚"即五运六气的失常，"人虚"即人体正气亏虚。《说疫气》也发现生活困苦者更易染病，"夫罹此者，悉被褐茹藿之子，荆室蓬户之人耳"。《温疫论》认为："本气充满，邪不易入，本气适逢亏欠，呼吸之间，外邪因而乘之。……若其年气来盛厉，不论强弱，正气稍衰者，触之即病，则又不拘于此矣。其感之深者，中而即发；感之浅者，邪不胜正，未能顿发。"说明戾气致病与否取决于戾气的量、毒力与人体正气的强弱。

2.正气亏虚有绝对、相对之分

绝对正虚主要指禀赋不足、年老体衰者，相对正虚则指不适寒湿、调摄不周等，造成正气状态一时低下者。此外，疠气加身为害，还要受体质的影响，如《温热经纬》言："外邪伤人必随人身之气而变，故人身阳气旺，即随火化而归阳明；阳气虚，即随湿化而归太阴也。"

（三）疫之特征

1.疫病的首要特征是具有传染性

《内经》即有言"五疫之至，皆相染易，无问大小，病状相似"（《素问·刺法论》），"其病温厉大行，远近咸若"（《素问·六元正纪大论》）。这些都说明疫病在流行地域，无论男女老少，凡触之者多可发病，且症状相似。《说文解字》解释"疫"为"民皆疾也"，也可作为佐证。巢元方对疫病的描述为"病无长少，率皆相似……转相染易，乃

至灭门，延及外人"（《诸病源候论》）。

2.疫病多发病急骤，病情危笃

疫之伤人，多来势凶猛，发病急骤，甚则染之即发，且变化多端，病情险恶，常因束手或救治不及而亡，甚而造成"或阖门而殪，或覆族而丧"（《说疫气》）。清代余师愚发现疫疹"一人得病，传染一家，轻者十生八九，重者存一二，合境之内，大率如斯"（《疫疹一得》）。

3.疫病多为一气致一病

疠气种类不一，致病各异，也就是说，每一种疠气所致之病，均有各自的临床特点和传变规律。而同一种疠气对人体的致病部位具有亲和力，或特异性与选择性，即某一疠气可专门侵犯某脏腑经络或某一部位，因而往往同病者同症。

（四）疫之防治

1.疫之未感重在防

《内经》中确立的防疫基本思想主要有两点：一是避毒，因疫性大多毒烈，在疫已至而未感时，"避其毒气"（《素问·刺法论》）就成为简单实用的明智之举、上策之选（《汉书》有载对"民疾疫者，舍空邸第，为置医药"）；二是养正，即顾护正气，其实《素问·上古天真论》中列举的各种养生防病措施，如"法于阴阳，和于术数，食饮有节，起居有常，不妄作劳，故能形与神俱……虚邪贼风，避之有时；恬淡虚无，真气从之，精神内守，病安从来"，都可作为平时的防范举措。

后世医家还根据疫之种类与特点，摸索出许多避疫的方法，如选用芳香辟秽的苍术、木香、蜀椒、乳香、降香，以毒攻毒的雄黄，清热解毒的贯众、升麻，补气之人参等药物或制剂加以防护。

2.疫之已染重在治

疫自外来，为病伤人，法当清除祛之。在辨证论治的前提下，中医祛邪举措蕴含着谋略与智慧。

一是予邪外出，因势利导。即给邪找出路，邪去正自安。具体可遵循《素问·阴阳应象大论》所言："因其轻而扬之……其高者，因而越之；其下者，引而竭之；中满者，泻之于内；其有邪者，渍形以为汗；其在皮者，汗而发之。"也可参照《温病条辨》的认识："凡逐邪者，随其所在，就近而逐之""逐邪者，随其性而宣泄之，就其近而引导之"。临床最为常用的有汗、下等方法。

二是改变环境，毁其所依。自然界存在着"同气相求"的规律，因而疠气加身，每有内应。若改变其内环境，消除其立身之基，同样可使疫毒之邪无法容身。就临床所见，许多疫毒无论寒温，都与体内的湿邪有关，每以内湿作为其生存土壤，通过化湿、燥湿或利湿等方法以清除湿邪，进而使毒无所依而难为害。

三是针锋相对，对抗纠偏。疠气犯人，往往来势汹汹而不可挡，耗气伤津而致危难挽，此时须当机立断，遏其病势，阻其妄为，以"热者寒之""实者泻之"等为则用药，如常用清热解毒、清热通腑、清热利湿等，以纠正邪侵造成的阴阳失衡。但这种强力抗邪，易致两败俱伤，正气虚极甚至会得不偿失。

中医所论疫病大抵是指由细菌、病毒等微生物引起的传染病。现代医学从传染源、传播途径、易感人群三个方面入手研究，使大部分已知传染病的防治取得突破。由于细菌、病毒等的变异，新传染病仍然不断出现。中医治疗疫病多采取扶正祛邪、整体调理、顺势而为的方针，在2003年的SRAS及新冠肺炎中都充分显示出了优势。笔者坚信，中医战"疫"大有可为。

五运六气理论在疫病防治中的应用

五运六气，简称运气，是我国古代研究天体运行、天时气候变化及其与生物、人体生理、病理、发病关系的学说，是中医基础理论的重要组成部分。数千年来，历代医学家对运气学说有不同程度的研究，从各自不同的角度用以预测疾病的流行，并指导临床用药。五运六气对于指导摄生和治疗都具有重大意义，在疫疬的预测与防治中的作用是其另一个方面。

为了普及对五运六气的认识，必须解决用现代语言的表述。简单地说，地球自转出现日节律昼夜阴阳，地球公转出现年节律四季循环。一年有二十四个节气，每过一个节气，地球所处的空间位置就有变化，气候与生命节律也随之变化。每过四个节气，变化就更明显。于是全年分成六个阶段而称作六气。地气随天气变化而做出反应，相对缓慢将近1个节气。于是全年形成五个阶段而称作五运。一年六气的六个阶段是：从大寒至春分为初之气，从春分至小满为二之气，从小满至大暑为三之气，从大暑至秋分为四之气，从秋分至小雪为五之气，从小雪至大寒为终之气。五运的五个阶段分别延长近一个节气。由于太阳自旋，行星都在运动。地球每年公转所处的空间位置都会逐渐推移，所处空间态势也会发生变化。每年常规的五运六气变化称作主运、主气，每年不同的五运六气变化称作客运、客气。客运、客气影响主运、主气称作加临。影响全年的最大客运称作大运。影响上半年，特别是三之气的客气称司天之气。影响下半年，特别是终之气的客气称在泉之气。

《黄帝内经·刺法论》所说"刚柔失守""不迁正""不退位""三年内发大疫"，是指主时气运不按规律递迁，该就位的不就位，该退位的不退位。2003年就是这种情况。时空效应异常，就会引起多种变化，如生命空间失中，生命运动方式失和，生命能量信息场失通等，皆可为疫疬的发生造成适宜的内外环境。这种环境下有利于致病微生物的繁衍。温疬的发生还与君相二火客临有关。2003年癸未，不及火运主岁，太阴湿土司天，太阳寒水在泉。二之气少阴君火客临，少阴君火主气，所以《黄帝内经》称"大火正，温疬大行"。所谓"非典"是温疬的一种，属于肺疬，或称金疬。因为三之气太阴湿土客临，温邪受到抑制而难以伸展。2003年五之气为阳明燥金客临，终之气为太阳寒水客临，没有火疫温疬发生的条件。所以我们当时预测2003年秋冬不会有所谓"非典"流行。

2004年甲申，太过土运主岁，少阳相火司天，厥阴风木在泉。初之气少阴君火客临，《黄帝内经》谓"温病乃起"。当有类似温疫的传染病，如禽流感等出现，但无大规模流行。二之气太阴湿土加临，不会有所谓"非典"流行。实验室感染是人为造成，散在发生多系局部原因。三之气少阳相火加临，但土运太过，湿气偏盛，虽有温病发生，亦无流行趋势。该年易伤脾胃，病势多湿热。

2005年乙酉，不及金运主岁，阳明燥金司天，少阴君火在泉。二之气少阳相火客临，《黄帝内经》谓"疠大至"。易发肝疫，病情急暴，病势燥热。终之气少阴君火加临，亦可有温病发生。

2006年丙戌，太过水运主岁，太阳寒水司天，太阴湿土在泉。初之气少阳相火客临，可有温病发生，但不会流行。该年易伤脾胃，病势多寒湿。

2007年丁亥，不及木运主岁，厥阴风木司天，少阳相火在泉。终之气少阳相火加临，易发温疠。该年肝脾易伤，病势多风燥。

2008年戊子，太过火运主岁，少阴君火司天，阳明燥金在泉。五之气少阳相火客临，易发温病，但不会流行。该年易伤心肺，病势多热燥。

2009年己丑，不及土运主岁，太阴湿土司天，太阳寒水在泉。二之气少阴君火客临，温疠大行。该年易伤脾胃，病势多寒湿。

2010年庚寅，太过金运主岁，少阳相火司天，厥阴风木在泉。初之气少阴君火客临，易发温病，但不会流行。该年易伤肝胆，病势多燥热。

2011年辛卯，不及水运主岁，阳明燥金司天，少阴君火在泉。二之气少阳相火客临，终之气少阴君火客临，温疠大至。该年易伤脾胃，病势多燥热。

……

值得说明的是，五运六气并不是仅指气候变化，气候变化只是其中的一个方面。而且人们所说的气候，只是指可感觉的气候。空间运变方式，时间周期节律的不同，可造成时空态势、时空效应的不同。从而引发包括物质演变、能量转化、信息传递等在内的多方面变化。人的生命运动也随之变化，包括作为其主宰方式的生命之神，作为各种运动方式的生命之气，作为其载体的生命之形。形也不仅是有形的人体器官组织的结构与功能，而且包括诸如微粒流、能量流、信息流，及其微粒场、能量场、信息场等微观生命世界。

疫疠的预防除了避免接触传染源外，主要在于个人的摄生。《素问·刺法论》所说"正气存内，邪不可干"，就是指安神定志，意识清静，真气贯丹田，得其从来，复得其往，合五脏元真，上出于脑，然后可以进疫者之室。正气内充，发见于外，邪气难侵，而疫病不染。邪气不是指病毒，而是指生命运动方式的失和。生命运动方式的失和不发生，致病微生物就无繁衍的机会。所以，预防的根本在于生命之神的守中，生命之气的调和，生命之形的通达。人类应该与自然和谐，并与微生物和谐相处。而不应该以杀死，甚至消灭微生物为目标。调理饮食、起居、精神，以及进行导引、按摩、运动等都是摄生的重要方面。所以，除上述调神、调息等主要方法外，素食为主、五味调和、禁忌烟酒、起居有节、精神安宁、心情淡泊，清静寡欲、劳逸适当、坚持运动等都是有效的摄生方法。盲目使用消毒液、无端滥用药物、过分摄入营养品、保健品等，不但无益，反而有害。

五运六气理论临证运用举隅

五运六气学说是中医基础理论的重要组成部分，在临床中发挥着重要的指导作用，能够帮助医者更加精准地确定治则、治法，制定处方、用药，进而提高诊疗水平，取得满意疗效。

病例1：暴聋

王某，男，43岁。2008年3月10日初诊。

病人因近来工作压力较大，加之家庭变故（儿子手术），心理负担过重，夜不能寐，3日前两耳听力骤降，以左耳为重，间有耳鸣。其人面色黄白微灰，形胖，声音浊重。素有吸烟嗜好，因工作缘故，每餐必饮酒食肉。大便稀溏。脉弦细，舌苔薄白。诊为胆经火郁所致，为疏柴胡加龙骨牡蛎汤加味。

处方：柴胡12g，黄芩12g，桂枝10g，茯苓20g，酒大黄8g，清半夏10g，生龙牡各30g，石菖蒲10g，生姜10片，红枣12枚。7剂。

二诊：2008年3月17日。病人服药后听力恢复大半，唯遇尖锐声音则感觉刺痛，伴有耳鸣。诊为兼有血瘀，为疏小柴胡汤佐以活血药物。

处方：柴胡18g，黄芩10g，法半夏10g，石菖蒲10g，郁金10g，胡黄连6g，川芎10g，磁石12g，血竭8g，苏木8g，桃仁9g，红花8g，生姜10片，红枣12枚。5剂，水煎服，一日3次，饭后1小时服用。另购苏合香丸2盒，服汤药时送服半丸。

之后未再联系，1个月后追访，言其服药后诸证悉除，恢复如常人。

按： 2008年为戊子年，戊癸化火，中运火运太过；子午少阴君火司天，全年火气较盛。3月10日在大寒后春分前，为戊子年初之气，主气厥阴风木，客气太阳寒水，本来初之气为木气生发之时，然则客气太阳寒水加临，寒水主封藏，将本欲借初之气生发的火气封藏，容易造成全年太过之火气在初之气时内郁的表现。生发为木，在人体为肝胆，对应到人体疾病，则体现为肝胆火气内郁的表现。耳为胆经所过之处，《灵枢·经脉》中说："胆足少阳之脉……从耳后入耳中，出走耳前。"胆气郁滞则会造成耳窍突然闭塞之病机，甚则导致暴聋。正如《素问·厥论》中说："少阳之厥，则暴聋，颊肿面热。"胆为甲木，以条达畅疏为德，甲木之气生发不畅，郁于胆经则成内火，火性上炎，郁阻上窍则暴为耳聋。

结合该病人具体情况，此人形胖、面色黄白微灰，大便稀溏，判断其素体脾胃虚弱，加之饮酒食肉为常事，体内必有湿热内留，此为内因；近来精神压力较大，家庭变故导致精神紧张，休息不良，此为诱发因素。在这种素体体质和诱发因素下，病人如在其他运气条件下，即使发病，或许不会如此急剧严重，而仅仅表现为听力下降或耳鸣等。然而正如前文所述，病人遇到精神刺激的诱发因素之时正逢天地火气内郁的运气环境，内外相合，主生发之甲木胆经火气内郁，外现则为耳窍骤然听力下降。

本病起手用柴胡加龙骨牡蛎汤加味，药用柴胡疏肝利胆以解郁，黄芩清热，酒大黄清泄里热兼活血化瘀，半夏降气，茯苓安神健脾，桂枝温阳化气以舒展木气，龙骨、牡蛎重镇安神，生姜、红枣调养脾胃，加石菖蒲开窍化湿，全方以疏利肝胆，清热泻火为立法，取得初步效果。二诊因其闻尖锐声音而感觉刺痛，虑其兼有血瘀，因此在原方基础上加入活血化瘀之品，继服五剂以收功。

病例2：皮肤瘙痒

王某，女，32岁。2007年7月10日初诊。

病人自1年前（2006年7月）无明显诱因开始颜面、颈项、胸背、手足等部位起丘疹，严重时散布全身，片状如云，色淡红，瘙痒不已，且易感冒。西医诊断为过敏性荨麻疹。曾抗过敏治疗，服药不出，不服即发，反复发作，痛苦不堪。亦经中医治疗，效果不显。就诊时全身散在性丘疹，状如云片，色淡红，多处搔痕，剧痒难耐，夜不能眠，神情烦躁，体倦乏力，食少纳呆，面色白，手足凉，舌淡苔薄白，脉细弱。查前医所用方药，为清热凉血、疏风润燥之品，病人自述服用后效果不显。参考其发病时间并结合病人体质，诊为太阳伤寒，兼有里虚，为疏麻黄附子细辛汤合桂枝汤加味。

处方：麻黄8g，黑附子9g（先煎1小时），细辛3g，桂枝10g，炒白芍10g，干姜10g，炙甘草10g，党参10g，焦三仙各6g，生姜10片，红枣12枚。7剂，水煎服。

另嘱病人，此病从寒得之，其愈时可能走表而出现瘙痒症状加重，并伴随类似感冒症状：发热、恶寒、流涕等诸多表现，此为排病反应，切勿生怪，及时电话告知。

病人服药3剂后，电话告云：即日起全身畏寒，低热，鼻流清涕，浑身酸痛，请假在家不能上班，皮肤瘙痒剧烈，几不能耐。余告知云："此为正邪交争关键，切勿服用抗过敏药或涂抹含有激素成分药膏，只需频频服用所开药方，日进2剂，服药后喝粥覆被发汗，汗出后病情必然大减。"病人遵从医嘱，频服中药，继而啜粥覆被而汗，果如所言，第2天瘙痒大减，服尽余剂后复诊。

二诊：2007年7月16日。病人皮肤瘙痒症状大减，唯余胸背略有瘙痒之处，微恶寒，时作喷嚏，流清涕。纳可，二便调。舌苔薄白，脉细。效不更方，原方不变，继服3剂。

三诊：2007年7月18日。病人皮肤瘙痒基本消除，恶寒、喷嚏等表证消失，身体较前体力增加，食欲增进，舌苔薄白，脉细。此寒邪已解，唯余体虚，予桂枝汤加味调和脾胃、益气扶阳以收功。

处方：桂枝10g，炒白芍10g，炙甘草8g，党参10g，生黄芪15g，干姜10g，生姜10片，红枣12枚。7剂，水煎服。

之后，病人未再复诊，1年后该病人介绍其他朋友就诊时晤面，言及服药后皮肤瘙痒至今未作，恢复如常人。

按： 2006年为丙戌年，丙辛化水，中运水运太过；辰戌太阳寒水司天，全年寒水之气太盛。病人体质本为虚寒，正逢寒水太过之运气，该病夏月得之，夏季为里虚表开之时，最易为寒所中。因此诊为太阳伤寒，兼有里虚。该病人虽然得病1年有余，但其所伤为当年之寒气，该隐伏之寒邪不除，病必不愈。因而主方用麻黄附子细辛汤，用以开太阳，温少阴，散寒气；合入桂枝汤以调和营卫，充养气血，佐以干姜、党参温煦中焦，全方内外合参，标本兼治。根据笔者临床用药经验，附子、干姜、桂枝、细辛等纯阳药物合用，从少阴直驱太阳，势同接力，扫荡寒邪最速。寒邪从表而出，极易病情加重，伴随出现表证，病人服药3剂后出现瘙痒加重，皮肤为表，寒气必然从皮而解，是以瘙痒加重；伴随恶寒、流涕、发热等表现，此等表证正应"脏邪还腑，阴病出阳"之候，恰恰是疾病转机之关键，务必除恶务尽，因进余剂以荡除寒邪。俟汗出后寒邪大泄，尚余体虚，乃予桂枝汤加党参、黄芪、干姜以充养气血、温煦脾胃以收功。

结语：《素问·生气通天论》曰："夫自古通天者，生之本，本于阴阳，天地之间，六合之内，其气九州九窍五脏十二节，皆通乎天气。"天地为一大宇宙，人体为一小宇宙，大小宇宙息息相通，人与自然是一个不可分割的统一体，人体必须适应自然界的变化，以保持内外环境动态平衡。因此，天时、气象变化与人体生理、病理乃至疾病的发生、发展、转归等都有密切的关系。通过对每年五运六气的分析，可了解天地自然的盛衰虚实，进而为医者辨证施治时提供重要参考。《素问·六元正纪大论》曰："先立其年，以名其气，金木水火土，运行之数；寒暑燥湿风火，临御之化，则天道可见，民气可调。"意思是了解年之运气状况，就可明白此年病气之五行六气属性，据此治病即可得到调治。《素问·六节藏象论》曰："不知年之所加，气之盛衰，虚实之所起，不可以为工矣。"更强调了掌握五运六气对于医家的重要性。

金元四大家之一刘完素在《素问玄机原病式·序》中说："识病之法，以其病气归于五运六气之化，明可见矣。"又说："不知运气而求医无失者，鲜矣！"认为五运六气理论对中医临床有非常切实的参考意义。临床上充分考虑当时的运气情况，在望、闻、问、切四诊的基础上增加天地自然运气情况这样一个重要参考系，对于病因、病机的分析和认识上就多了一面镜子，能够帮助医者更加精准地确定治则、治法，制定处方、用药，进而提高诊疗水平，取得满意疗效。

新冠肺炎防控与护理措施

新型冠状病毒（2019-nCoV）因2019年12月发生在中国武汉的不明原因病毒性肺炎病例而被发现，世界卫生组织在2020年1月12日对其进行命名。新型冠状病毒感染的肺炎是由新型冠状病毒引起的以肺部炎性病变为主的疾病，还可引起肠道、肝脏和神经系统的损害和相应症状。该疾病在全国均有感染者，冠状病毒可以感染许多动物物种，如蝙蝠、狗、猪、鼠、鸟、牛、鲸、马、山羊、猴等，人也易感。

（一）新冠肺炎的防控措施

1.控制新冠肺炎传染源

传染源主要为新冠肺炎病人，在后期逐步发现无症状者也具有传播疾病的特点。虽然该病毒最早于华南海鲜市场发现，后期的流行与发展是否存在除了感染者携带以外是否还有其他传染源，尚未知。因钟南山院士提出其具有人传人的特点，人群普遍易感。疫情期间，各公共场所严格实行扫码，测体温，戴口罩才予以进入。各社区统一隔离，对于有接触过武汉人员者，第一时间主动向所在社区（村）报备相关情况，并配合落实排查、核酸检测、隔离医学观察等措施直至离开上述地区满14天；外归人口严格上报行程路径以及乘坐过的交通工具，做到上报信息的准确性，并在该区进行体温测量以及呼吸道症状的评估，如有高危因素者，需进行核酸检测并隔离14天，严格防控输入性病例。核酸检测为阳性者，并伴发热、咳嗽、腹泻等症状人员，应及时到发热门诊就诊，做到：早发现，早诊断，早治疗。此外，居家隔离认为是防控疫情的有效办法之一。

2.传播途径的切断

新冠病毒主要传播途径包括经密切接触传播和呼吸道飞沫，接触传播为含2019-nCov的飞沫或病人其他排泄物污染物体表面引起的传播。由此可见，洗手可以避免由于接触到鼻腔黏膜、口腔黏膜而感染；在相对封闭的空间中高浓度气溶胶存在传播的可能，这种传播是经过气溶胶的方式传播。此外，通过国内外报道得知，粪便中也检测出该病毒的核酸，虽然尚未明确传播中的意义，倘若在被污染的密闭环境中，容易通过气溶胶传播，所以对于环境与粪便管理是具有参考价值的。

（1）医护人员的防护：在隔离病房内，医护人员应指导病人正确佩戴外科口罩，且在公共场所配备手消毒液，指导正确进行七步洗手法。医护人员在隔离病区清洁区采取二级防护，穿工作服、隔离服、戴一次性医用帽子、一次性外科口罩、一次性外科手套。进入污染区前应严格实施三级防护，进行手卫生，换一次性防护帽，戴N95防护口罩，并做气密性检查；戴防护面罩，穿防护服，戴双层一次性外科手套，长筒防护靴套。简单来说，护理人员自身的防护也是对病人的保护，在整个治疗中，与病人密切接触的就是医护人员，如因在治疗操作中意外划伤，要及时积极处理，有伤口的医护人员要戴双层手套。进入隔离病房，从事可能污染工作服的操作时，应穿一次性防护服；离开病室前，脱下一次性防护服，牢记隔离衣与防护服穿脱顺序，头发过长的医护人员应适当剪短，减少污染的几率。

（2）环境、物表消毒处理：因病毒对75%乙醇、含氯消毒剂、过氧乙酸等消毒剂敏感，所以严格对病室的消毒、通风是切断传播途径重要措施，同时，消毒隔离是抗疫工作的核心环节。空气消毒使用紫外线照射1h后，使用15%过氧乙酸7mL/m³（即纯过氧乙酸1g/m³）熏蒸1h，密闭门窗1h后开窗通风半小时，重复消毒1次。物表、地面清洁后，使用2000mg/L的含氯消毒剂喷洒作用半小时后进行擦拭；妥善落实环境、物表的每日消毒，抽样检查环境中及物表的菌落数，检验是否消毒达标。被病人血液、体液、排泄物等污染时，立即先采用可吸附材料将其清除，并贴上"新冠"标签，最后用1000mg/L含氯消毒剂擦拭。确诊病人的听诊器、温度计、血压计等诊疗用品实行专人专用，尽量选择一次性使用的诊疗用品。必须重复用的诊疗器械、器具和物品应当专人专用，使用完毕，应将器械装入密闭容器，加入络合氯消毒液浸泡加盖密封，并在密封箱外四周喷1000mg/L含氯消毒剂，外套双层医疗废物袋，扎紧袋口，外包装上清晰注明新型冠状病毒感染器械，并立即送消毒供应中心处置。因接触传播也为传播途径之一，对于医疗器械的严密消毒，特别是重复使用的器械，因和病人密切接触，疑似携带病毒，所以在条件允许下，尽量使用一次性医疗器械，提高护理效率。

（3）医疗废物的处理：医疗废物放入双层医疗废物袋封闭，喷洒1000mg/L含氯消毒剂，再套一层医疗废物袋，防止漏液，贴上"疑似新型冠状病毒感染废物"标识，立即通知相关部门派专门人员上门收取。疫情暴发期间可谓"一罩难求"，有不良商家恶意回收旧口罩加工再次出售，严格处置医疗废物是非常必要的。高度重视并确保在转运过程前后数量一致，相关负责的工作人员要及时做好记录。

（4）保护易感人群：新冠肺炎易感因素有许多，其中抵抗力、免疫力低下的儿童、孕妇以及老人，缺乏锻炼者易感染。该疾病波及全国各地，难免使人焦虑，保持心情愉悦、在家做适量的体育锻炼，提高免疫力是保护易感人群的方法之一。严格控制探视人员，过多的探视人员容易降低室内洁净度，最好一次不超过2名探视者。尽量使用视频聊天，减少人传人的风险。仔细甄别家属或访客是否带有感染或疑似感染，禁止患有传染性疾病的人员探视。护士在平日护理中接触病人较频繁，必然要做好手部的卫生及个人防护准备。养成良好的个人卫生习惯，饮食方面要多吃蔬菜水果，摄入高蛋白质的食物，增强自身抵抗力。

（二）新冠肺炎的护理措施

1.生命体征的观察和评估

密切监测病人生命体征每小时记录1次病人生命体征，包括意识、心率/律、呼吸、血氧饱和度（SpO_2）、血压、尿量，每4h总结1次出入量，同时观察病人尿液的颜色、性质。评估病人的意识状态，观察好生命体征，当血压、血氧饱和度不断降低时，应立即通知医生，进行合作抢救。

2.对症护理

（1）咳痰护理：由于新冠肺炎轻症病人一般不会出现呼吸困难，重症病人一般出现呼吸窘迫，根据疾病的症状不同，医护人员应根据病人的症状采取个体化优质护理措施。呼吸窘迫者应给予高流量吸氧，监测血氧饱和度，高流量气流可达到或超过主动吸气的最大吸气流速，减少吸气阻力和呼吸做功，降低氧耗。无力咳痰者，护士应该利用丰富的护理经验指导病人进行有效咳痰，必要时，可叩击背部使其咳出，重症病人应使用吸痰术进行护理，防止痰液堵塞气道而减少氧气的摄入。吸痰对于重症病人血氧饱和度保持具有重要意义，使其保持于正常范围内。

（2）发热护理：持续高热的住院病人，护理人员可以使用冷疗法使其降温，心前区禁止冷敷，可导致反射性心率减慢，不利于病人的恢复。建议和鼓励高热病人多饮水，加大排汗量也可以使体温降低。每4小时复测一次病人的体温，若在短时间内病人仍无法降温，则也可以使用酒精擦拭四肢及口服药物的方法来降温，长时间的高热可能会损伤病人大脑、肝脏等器官。

（3）腹泻护理：由于该病毒还可侵犯肠道黏膜引起肠道反应，部分病人入院时即有腹泻，为水样便，密切观察病人腹泻次数、颜色、量、性状，及时留取大便标本，给予止泻药物；严密监测病人精神状态，仔细记录24h出入量，监测血电解质，警惕水、电解质紊乱，特别是低钾血症、低钠血症。

3.心理护理

由于此次疫情影响范围广、传播速度快，人们难免会恐慌，导致焦虑、抑郁的情绪。对于疾病的知识缺乏往往导致住院病人的紧张心理，作为医护人员，应当介绍病室环境，使病人早日适应环境。对于重症病人，护理人员要多给予开导、鼓励、陪伴，让病人减少孤独感，体现护士的人文关怀，也促进病人尽快治愈。对于护理人员也解决不了的心理障碍，可以考虑请专家对其进行心理干预。心理因素对于疾病预后影响非常大，护理人员结合丰富的经验，制定计划去进行心理干预，以帮助病人达到良好的治疗效果。

4.康复护理

出院病人后期指导复查，核酸检测和影像学检查，对于复阳者要积极处理和治疗。鼓励病人在家进行适量体育锻炼，嘱咐病人高维生素、高热量饮食，不到人群聚集地方活动，出门戴好口罩，勤洗手，养成良好的卫生习惯。

总的来说，加强病人的管理，特别关注咳嗽、高热的病人，要求病人正确佩戴医用外科口罩。切断可能的传播途径。严格落实日常清洁消毒工作制度，环境物体表面，特别是与病人高频接触的医疗设备设施。保护易感人群，对于免疫力和抵抗力低下的流动人口，应鼓励居家隔离，少去人口集聚的地方集会。对于新型冠状肺炎病人，医护人员应当针对病人的病症表现，对其具体化、个性化护理，心理干预在护理中是难点也是重点，需要护理人员的耐心与丰富的经验。早期开展防控，是减慢传播速度的重要措施，防控在院内应该与对病例护理具有同等的重要性，医护人员应做到两手抓，抓防控、抓护理。因治愈出院者仍有部分会重新感染，核酸检测恢复阳性，所以在出院时，护理人员对其健康指导不可或缺的是病人的防控意识和防控措施。防控措施与病例护理密不可分，针对该病的特点、传播特点与发病表现，两步同时走，防控中进行护理，护理中遵循防控原则。整个过程，发挥护理人员的主观能动性，才可以达到良好的护理效果，使病人得到较好的预后。

中医药在我国抗击新冠肺炎战疫中的作用

2020年3月23日，国务院新闻办公室武汉新闻发布会上，中央指导组成员、卫生健康委党组成员、中医药局党组书记余艳红报告，此次新冠疫情防控，在早期没有特效药、没有疫苗的情况下，中国总结中医药治疗病毒性传染病规律和经验，深入发掘古代经典名方，结合临床实践，形成了中医药和中西医结合治疗新冠肺炎的诊疗方案，筛选了以"三药三方"为代表的一批有效方药，成为中国方案的重要特色和优势。数据显示，全国新冠肺炎确诊病例中，74187人使用了中医药，占比91.5%，其中，湖北省确诊病人，中药使用率达90.6%。临床疗效观察显示，中医药总有效率达到90%以上。但中医药在抗击新冠肺炎疫情中的疗效，仍面临不少疑问：中医药疗效统计学对比数据？中医药为什么有效？有什么药理依据？

针对中药的疗效评价问题，东南大学附属中大医院副院长邱海波介绍，从目前的临床观察来看，对重型和危重型病人的治疗中，中医药发挥了重要作用，包括降低了轻症和普通型病人向重型的转化；降低了重型向危重型转化；参与重型和危重型病人的治疗和康复。2020年4月24日，"中医药在新冠肺炎防治中的作用与传承创新发展研讨会"在上海举办。首次披露西医组死亡率是中医组的10倍这一惊人数据。会上，仝小林院士介绍了一组对比数据。武汉市中西医结合医院住院1476例，其中重症、危重症病人662例（中药汤剂组484例，非中药汤剂组178例）。中药汤剂组死亡15例，未用中药汤剂组死亡56例。仝小林院士介绍，中药汤剂组的死亡风险下降了87.7%，与未用中药汤剂组的差异具有统计学意义。核算死亡率可知，中医汤剂组死亡率3.1%（15/484），非中药汤剂组死亡31%（56/178），两者相差高达10倍。

重症病情发展相对迅速，根据病情变化，必须辨证施治，采取出一人一策，随证化裁，注重体质、疾病、症状"三结合"，同病不同治，同病不同方，精准施治，临床效果显著。仝小林院士曾经3天看了80多位危重症病人。应用中医方法辨证具体病情，随证化裁，一人一方治疗危重症病人，挽救了很多危重病人的生命。在他的推动下，这些医院救治重症病人的中医参与率与治愈率明显提高。在救治重症和危重症病人中，中医为何疗效好？仝小林院士说："重症病人痰湿还阻塞在肺部，呼吸就越来越困难，氧饱和度逐渐降低，中医救治重症、危重症病人时，要宣肺化痰，从肺、脾、肾几个角度去治，能够改善体内环境，所以疗效明显。""中医用药如用兵。中医治疗新冠肺炎，不是单靶点发挥作用。"中国中医科学院广安门医院急诊科主任齐文升介绍，以治疗新冠肺炎为例，宣肺清泄、疏散上焦，化湿和胃、斡旋中焦，活血解毒、畅通下焦。治疗过程中，早期祛邪为主，中期清热化湿为主，后期扶正为主。根据病人病情的演变辨证施治，这就是中医起效的原因。下面再具体分析有高效的各方药。

1.金花清感颗粒

关于中成药"金花清感颗粒"救治新冠肺炎病人，专家们在武汉做了一组102例的临床对照研究，结果显示，对比对照组，轻型和普通型病人向重症转移比例下降2/3，退热时间缩短1.5天，同时具有免疫功能的白细胞、中性粒细胞计数和淋巴细胞计数有显著改善，证明金花清感颗粒对新冠肺炎有确切疗效，可改善临床症状，特别是可减少转重率。

2.连花清瘟颗粒

由钟南山研究团队对"连花清瘟"救治新冠肺炎病人开展一项全国9个省市23家医院共同参加的一项RCT（随机对照试验）研究，共纳入284例新冠肺炎病人。其研究结果显示，主要临床症状的消失率、临床症状持续的时间，治疗组均优于对照组，肺部影像学好转率达83.8%（对照组为64.1%），临床治愈达到了78.9%（对照组是66.2%），治疗组明显优于对照组。在轻症转重症方面，治疗组较对照组降低50%。最近完成的体外实验也证明，连花清瘟对体外的新冠病毒具有抑制作用。国外期刊《药理学研究》（Pharmacological Research，IF5.572）发表《连花清瘟对新型冠状病毒具有抗病毒、抗炎作用》的研究文章。研究结果显示，连花清瘟能够显著抑制SARS-CoV-2在VeroE6细胞中的复制，并明显降低促炎细胞因子（TNF-α、IL-6、CCL-2/MCP-1和CXCL-10/IP-10）的表达水平，从而发挥抗新冠病毒活性的作用。此前，钟南山院士团队曾在广东疫情防控发布会上表示，研究证实连花清瘟在体外有显著抑制新型冠状病毒的细胞病变效应；对新冠病毒感染细胞和诱导的TNF-α、IL-6等炎性因子过度表达有抑制作用。

3.宣肺败毒颗粒

《中国日报》2020年3月15日电：中央指导组专家组成员、天津中医药大学校长、中国工程院院士张伯礼表示，"宣肺败毒颗粒"治疗新冠肺炎有科学依据，"中医+科技"有了长足进步。"宣肺败毒颗粒，是中医古代的验方和现代科学技术的结晶。"通过对湖北省中西医结合医院等地的120例病人的对照观察，发现这个方子在改善新冠症状方面，效果十分不错。包括退热、治疗咳嗽以及憋喘、乏力都有一定的效果。另外，对于降低C反应蛋白，提高淋巴细胞计数这两点客观指标方面效果非常明显，可以提高淋巴细胞计数17%，降低C反应蛋白75%。此外，在江夏方舱里也做了对280例病人的观察，结果是没有一例转为重症。张院士介绍，通过十几年的积累，已经建有一个6万多的组分库，包括中药有效成本的化学结构、活性等特性。根据整体证候表现，制定的方子叫宣肺败毒颗粒。它里边是由4个方子构成，包括麻杏石甘汤、麻杏薏甘汤、千金苇茎汤和葶苈大枣泻肺汤。4张方子构成后，抛去取舍，一共得了十几味药。中药组分库数据显示，有两种药材对新冠状病毒可能具有活性。一个是虎杖，其中的虎杖苷对冠状病毒的抑杀作用最强。第二个就是马鞭草，对于冠状病毒引起的肺部损伤，特别是对小气道的损伤、微血栓，有很强烈的活性。可以说"宣肺败毒颗粒，是中医古代的验方和现代科学技术的结晶"。

4.中药注射剂

新冠肺炎第六版诊疗方案，新增4种中药注射剂。临床治疗期推荐了通用方剂"清肺排毒汤"。并分别对轻型、普通型、重型、危重型和恢复期从临床表现、推荐处方及剂量、服用方法3个方面予以说明。在方案中增加4种中药注射剂：热毒宁注射液、痰热清注射液、醒脑静注射液、参麦注射液.适用于重型、危重型的中成药（包括中药注射剂）的具体用法。而"血必净注射液"因为疗效显著，列入新冠肺炎诊疗方案（试行第七版）。

血必净注射液是这几年研究比较清楚的中药注射剂，邱海波院长指出，其化学成分经研究至少有6种有效成分被证明。而且，在体外实验中也证明血必净注射液实际上对新冠病毒的复制有抑制作用。血必净注射液针对"炎症风暴""凝血功能紊乱"等的治疗有很好的阶段作用。"血必净能活血化瘀，清热凉血，有效抑制'炎症风暴'。中药注射液是抢救治疗重症病人的有力武器"。中央指导组专家组成员、中国工程院院士、天津中医药大学校长张伯礼表示，初步临床研究显示，在危重症病人救治中，使用中药注射液可减轻症状，缩短病程，促进核酸转阴。对危重症病人果断、及早使用中药注射剂，可以收到疗效。血必净是一种中药注射剂，主要成分为红花、赤芍、川芎、丹参、当归等中药材提取物，其中红花黄色素A等具有体外拮抗内毒素的作用。

此前，由复旦大学中山医院白春学教授牵头，联合33家医院完成的"血必净与安慰剂治疗重症肺炎疗效的随机对照试验"结果，2019年在国际重症医学权威期刊Critical Care Medicine（CCM）发表。通过710例数据分析显示，血必净联合常规治疗，可显著降低重症肺炎病人的28天病死率8.8%，提高肺炎严重指数（PSI）改善率14.4%，缩短机械通气时间5.5天和ICU住院时间4天。证实血必净具有降低重症肺炎病死率的临床价值。

由邱海波和钟南山院士、中山医院宋元玲主任等牵头进行的血必净项目，从2020年1月底时开始对新冠肺炎重症、危重症病人进行临床应用。目前已经有32家医院的156例病人使用血必净。取得了良好的使用效果。邱海波院长说："血必净注射液虽然是一个中药注射剂，但它也是严格按照西药的流程来走的。它的适应证很明确的是治疗感染导致的炎症反应综合征。其评价体系与西药是一样的，我们对它的有效成分也是比较清楚的。"跟传统西药不一样的是，传统西药是单靶点的药物，而血必净是一个多靶点的药物。血必净发挥作用，首先是治疗炎症反应，防止细胞因子风暴。"其实包括我们这次用的托珠单抗（一种治疗重度活动性类风湿关节炎的注射剂），它只是阻断介素6的作用，而这个血必净的作用更多的是在它对体外以及体内介素1、白介素6、白介素8以及介素17等一整组的细胞因子的释放都有抑制作用。"其次是抗血栓功能，当病人感染新冠肺炎的时候，往往激活过程太强了，体内到处都形成血栓，有很多凝血功能障碍，有微血栓的形成，这就会引起器官的栓塞，组织的损害。血必净能够抑制组织因子的释放，保护内皮细胞，防止体内的过度凝血，防止微血栓的形成。最后，血必净上市后的临床安全性的研究显示，不良反应率在0.3%左右，是一个十分安全的数字，并且与其他抗生素等治疗药物不会产生排斥。

在武汉的战疫中，在"三法"的基础上，基于经典名方研制出非常有效的三方，后加为四方，是真正的守正创新。

5. 新冠肺炎的特效药——"清肺排毒汤"

"清肺排毒汤"来源于麻杏石甘汤、射干麻黄汤、小柴胡汤、五苓散等，是所有确诊病人的通用方，根据临床研究数据显示，清肺排毒汤在阻止轻型、普通型转为重型、危重型方面发挥了积极作用，可阻断病情的恶化，极大降低病亡率，减弱疫情的危害程度。

根据清肺排毒汤在10个省市的66个定点单位开展的临床观察，截至2020年4月12日0时，收治的病人1262例中已经有1253例治愈出院，占99.28%。这1262例病例中，未发生轻症转为重型、普通型转为危重型的情况，阻断了病人向危重方面发展。在对山西省确诊的103例病人使用清肺排毒汤观察结果，临床症状改善非常明显，发热症状3天之内就全部消失。因此，明确表示：通过各项临床观察和初步基础研究表明，清肺排毒汤是适用于轻型、普通型、重型新冠肺炎的通用方剂，具速效、高效、安全的特点，因此，清肺排毒汤被认为是治疗此次新冠肺炎的特效药。清肺排毒汤在此次新冠肺炎大流行中，通过广泛的临床治疗实践证明能迅速、高效、安全地治愈轻、中、重型病人，最大程度提高了治愈率，达99.28%，显著降低了病死率。经过全国66家医疗机构1260多例临床实践证明：使用"清肺解毒汤"后很快减轻了症状，控制了病情进展，减轻了并发症，改善了病人体质；特别体现在退热迅速，止咳平喘，肃清气道稠痰壅塞，改善呼吸，提高血氧饱和度较快，改善血液循环，抑制病毒增殖，解除内毒素，稳定血压，抑制过强免疫反应，同时提高淋巴细胞的免疫功能，康复脾胃，阻止或逆转病情向重症发展，保护肺、心、脑、肝、肾、脾、胃的功能。

中医药金花清感颗粒、连花清瘟胶囊、宣肺败毒颗粒、清肺排毒汤，中药注射剂以及中医辨证论治方，经过7.4万余位确诊病人使用，有效率达90%以上，大量临床实践验证是治疗新冠肺炎有显著疗效的中医中药。而"清肺排毒汤"是治疗新冠毒肺炎通用的确效方剂，不仅可用于轻型、普通型，也可用于重型作为中西医结合治疗辨证加减的普适方剂，有助于全面改善症状同时协助阻断炎症风暴，逆转重症病情。

新冠肺炎的特效药——"清肺排毒汤"方证解析

2019年底，新型冠状病毒肺炎疫情暴发，由于新型冠状病毒致病性与传染性强，导致全球疫情的迅速蔓延，严重影响着人民群众的生命健康与社会经济的发展。为有效控制疫情，国家卫生健康委员会要求建立中西医结合救治工作机制，在积极运用西医药救治的同时，推动中医药全面参与新冠肺炎医疗救治工作。2020年1月27日，国家中医药管理局在全国范围启动"中医药防治新冠肺炎有效方剂临床筛选研究"。2020年2月6日，国家中医药管理局发布文件，在中西医结合救治新冠肺炎中推荐使用清肺排毒汤（具体组方：麻黄9g，炙甘草9g，生石膏15~30g，桂枝9g，泽泻9g，猪苓9g，白术9g，茯苓15g，柴胡16g，黄芩6g，姜半夏9g，生姜9g，紫菀9g，款冬花9g，射干9g，细辛6g，山药12g，枳实6g，陈皮6g，藿香9g）。作为通用方的清肺排毒汤在临床救治新冠肺炎病人中，适用于新冠肺炎的轻型、普通型、重型病人，在危重症病人救治中也可结合病人实际情况合理使用，取得显著疗效，临床中被广泛应用。

（一）清肺排毒汤经方集成

《金匮心典·徐序》曰："惟仲景则独祖经方，而集其大成，惟此两书，真所谓经方之祖。"我们现在通常所说经方，多为张仲景《伤寒论》和《金匮要略》所载方剂。经方之所以被广泛应用于临床中，就在于配伍严谨而应用灵活，具有良好的临床疗效。清肺排毒汤包含多个经方，其中有麻黄汤、射干麻黄汤、麻杏甘石汤、麻黄加术汤、小柴胡汤、五苓散、猪苓汤等，整个组方药物性味平和，配伍严谨，是集仲景经典良方之所成。

（二）清肺排毒汤制方背景

"辨证论治"是中医学的核心内容，作为一种原则几乎支配着中医临床实践的全过程。中医辨证论治落实在临床诊疗中则是辨证、立法、选方、遣药四个环节，即"证、法、方、药"有机统一。由于新冠肺炎疫情突然爆发，在没有特效药物和防治疫苗之前，基于中医现有的临床"辨证论治"经验和知识，国家中医药管理局集专家群力制定治疗新冠肺炎的通用方。通用方并不是专用方，随着各地防治经验的不断总结，不同临床经验背景的一线专家"三因制宜"情况进行辨证论治，将会涌现出更多的防治新冠肺炎中医的有效方剂。目前，基于清肺排毒汤的制方思路及方证病机进行理论探讨，从"证–机–方–药"角度认识新冠肺炎中医病机及其防治规律具有重要的科学意义。

（三）清肺排毒汤的制方原理

清肺排毒汤制方符合"方证相关"理论。"方证相关"是指一个方剂内的药味及其配伍关系与其针对的病证病机或病理环节之间具有高度相关性或针对性。"方证相关论"作为基于"方证对应"经验凝练抽象出的系统理论，不仅揭示出中医辨证论治的核心问题，而且为开展这一核心问题的研究提供了一种科学范式，为论证中医辨证论治经验的合理性，揭示其科学内涵提供重要的逻辑基础。方证相关论已在确定方剂学中制方原理的阐述规则、判断疾病模型的中医证候属性、探查中医病证的现代内涵及提高临床辨治中的精准性等方面得到广泛应用并显示其独特的作用及地位。

（四）清肺排毒汤方证病机

1.外邪袭肺，肺气不利

新冠肺炎疫情发生在2019年冬季，风寒之邪气盛，再加上武汉处于雨湿气候，外界寒湿壅盛侵袭人体肺脏而发病。仝小林院士认为此次疫病由寒湿裹挟戾气侵袭人群而为病，命名为"寒湿疫"。外邪袭人出现恶寒、发热、头痛、身痛等表证以及咳嗽、胸闷、气喘等肺气失于宣发肃降的症候。清肺排毒汤中麻黄、桂枝、生姜、细辛、射干、杏仁具有发汗解表、宣肺平喘止咳之功，此方药有麻黄汤、射干麻黄汤、麻杏甘石汤、麻黄加术汤加减运用之妙，清肺排毒汤以麻黄剂的加减为主，共奏宣肺透邪、散寒化饮之功。新冠肺炎发病初期病人有恶寒、发热、周身酸痛，或有咳嗽、苔白等表现，乃寒邪外束、卫阳郁闭、肺气不利之征，故清肺排毒汤内蕴诸方以取其辛温解表、宣肺散寒之功效。

2.寒湿氤氲，热毒内蕴

素体肺热壅盛或者外邪郁闭蕴热内生，产生热毒。刘成海等认为热毒疫邪是此次新冠肺炎的主要病因。临证表现为发热（高热或壮热）、胸闷、咳嗽、气喘、脉洪数大。正如清肺排毒汤方名示"热毒"之义，方中重用生石膏清肺热，尤在泾在《伤寒贯珠集》中说，"盖肺中之邪，非麻黄、杏仁不能发，而寒郁之热，非石膏不能除，甘草不特救肺气之困，抑以缓石膏之悍也"。清代医家余霖在《疫疹一得》疫疹诸方提出："重用石膏，直入胃经，使其敷布于十二经，退其淫热……故重用石膏，先平甚者，而诸经之火自无不安矣。"方中柴胡善于祛邪解表退热和疏散少阳半表半里之邪，与黄芩配伍清上中焦火热，与生石膏三药共奏清解肺热毒之功。

3.肺脾失调，水湿停蓄

外邪袭肺，肺气不利，肺气不能正常宣散水气；寒湿内犯脾胃，中气失运，水液不布，水湿停蓄。临证表现为咳嗽、喘逆、身困、四肢倦怠、纳呆、呕恶、泄泻、尿少、水肿、苔白厚腻等症候群。方中泽泻、猪苓、茯苓淡渗，利水作用较强，善渗泻水湿，使水湿从小便解，寓有"洁净府"之意，茯苓配合白术健脾渗湿而止泻，有"利小便实大便"之意。桂枝既可温阳化气行水，又可同麻黄解表发汗祛湿，有治水湿"开鬼门"之功。半夏辛开散结，化痰消痞，陈皮、枳实理气化湿，藿香气味芳香，能化湿和中。柴胡配伍黄芩和解少阳，调达枢机，通利三焦，诸药共奏上、中、下三焦通利之功，此方药有小青龙汤、小柴胡汤、五苓散、猪苓汤、茯苓泽泻汤、二陈汤加减运用之妙。

4.内外合邪，肺脾虚弱

素体肺脾虚弱或者外邪侵袭，引起肺脾功能失调，最终难以胜邪发生病变。常见于"疫"病初期或后期，其原因之一是病人合并了宿伤久病，使正气耗损；另一个是"疫邪"耗伤了人体的气、血、阴、阳。新冠肺炎病人脾胃亏虚、肺津损伤，临证多见肢软乏力、食欲不振、咳嗽、口渴喜饮等症。方中山药、白术、茯苓、甘草补肺脾之虚，陈皮、枳实健脾理气导滞。诸药配伍，健脾理脾，通畅中焦气机，运化水谷精微充养肺脾之虚。本方服完后"加服大米汤半碗，舌干津液亏虚者可多服至一碗"，其意在于米汤能补养脾胃，达到补充元气、扶正固本的目的，可祛邪外出，帮助病人早日康复。

（五）结语

清肺排毒汤针对新冠肺炎的轻型、普通型、重型病人的寒热、虚实、湿毒诸邪同治。本方辛凉与辛温并用，清热与解毒并进，燥湿与利水并行，扶正与祛邪共施，共奏解表散寒、宣肺平喘、解毒化湿、扶正祛邪之功，使邪气外解，肺气得宣，湿气得化，疫毒得清，正气得复。清肺排毒汤制方体现"证–机–方–药"理论，符合"辨证论治"规律，配方精当、用药巧妙灵活，临床疗效卓著，值得在临床救治新冠肺炎中推广应用。

中医药治疗新冠肺炎的典型案例

集中优势力量，组织跨学科专家会诊，坚持一人一策，提高救治成功率。中西医结合、中西药并用，是这次疫情医疗救治的一大特点，也是中医药传承精华、守正创新的生动实践。要在防控和医疗救治中，充分发挥中医药特色优势，加强中西医结合、中西药并用，为疫情防控和医疗救治贡献中医药力量。救治专家组制定了无症状感染者、轻型、普通型以中医药治疗为主，重症、危重症采取中西医协同进行救治的基本原则，中医专家组在医疗救治和防院感组的统一指挥下，迅速投入救治工作，在国家卫生健康委诊疗方案的基础上，对轻型、普通型、无症状感染者，分别采用具有"清热化湿，解毒凉血"的中药汤剂和中成药"金花清感颗粒、银丹解毒颗粒、藿香正气胶囊"等，同时根据病情的需要对症治疗，如吸氧和液体支持等。

验案1：朱某，男，98岁，2020年2月3日入院。入院前一天，朱某在其他医院被确诊为新冠肺炎，经治疗效果不佳，转入本院治疗。入院时，病人体温最高38.5℃，精神萎靡，伴咳嗽咯痰、喘促胸闷、周身乏力、口干口苦、纳呆等，舌红绛，少苔，脉弦细数。四诊合参，辨证为发热之少阳证。

方药：小柴胡汤合银翘散加减。北柴胡15g，黄芩10g，葛根15g，北沙参20g，苦杏仁10g，金银花12g，连翘12g，炒枳壳12g，瓜蒌皮12g，佩兰10g，甘草6g。免煎中药2剂。每天1剂，开水冲调，少量频服。次日，病人便恢复正常体温。

2月5日：病人体温正常，咳嗽咯痰、胸闷乏力减轻，未见口苦，稍觉口干，仍脘腹胀满、未大便。方显效，继续按前方服用药剂。2月9日，病人精神转佳，体温正常，稍有咳嗽，无咯痰、喘促胸闷，进食较之前增多，未见脘腹胀满，仍周身乏力，隔日排大便。查体，见舌质红，苔薄白，脉弦细。此属高龄病人，脾胃虚弱，余邪未清。

方药：香砂六君子汤合藿朴夏苓汤加减。北沙参20g，麸炒白术12g，砂仁6g，茯苓20g，陈皮6g，藿香10g，厚朴10g，炒薏米30g，炒鸡内金10g，柴胡15g，黄芩10g，金银花10g，苦杏仁6g，炒枳壳6g，甘草6g。免煎中药3剂，每天1剂，开水冲调，少量频服。

2月12日：病人精神可，无明显咳嗽咯痰、胸闷气喘，进食可，稍觉乏力，二便可。调整前方后再服2剂。2月13日和14日，病人复检核酸，均为阴性。

2月14日：病人复查肺部CT，结果显示肺部感染明显吸收。专家组会诊，认为病人新冠肺炎已治愈，转至普通病房继续治疗，以补益肺脾、醒脾开胃之剂继续调理。

2月28日：病人痊愈出院。

体会：病人辨证为发热之少阳证，给予和解少阳之剂。病人间断发热并伴有大便干结、小便黄等症状，故兼以银翘散清热解毒，方选小柴胡汤合银翘散加减。服药后，病人体温正常，咳嗽胸闷减轻，但精神仍差，纳呆乏力。病人高龄，脾胃本虚，加之余邪未清，故调整为香砂六君子汤合藿朴夏苓汤加减，以健脾益肺、化湿和胃，巩固疗效。

验案2：赵某，男，60岁，以间断咳嗽发热2周加重，伴活动后胸闷3天为主诉，于2020年1月28日入住某院。入院时，病人体温为37.5℃，咳嗽频繁，干咳少痰，胸闷，气短明显。舌质红，苔黄厚腻，脉弦滑。诊断为新冠肺炎（重型）。

方药：麻杏石甘汤化裁。炙麻黄15g，炒杏仁12g，石膏15g，柴胡12g，清半夏10g，陈皮12g，连翘12g，黄芩12g，炙甘草12g，苍术12g，炙冬花10g，桔梗10g，贝母10g，桑白皮12g，前胡10g，茯苓12g。3剂，水煎服，每天1剂，分2次饭后服用。

2月2日：病人热退，干咳少痰症状缓解，胸闷、气喘明显，痰黏难咯，舌脉同前。

方药：麻杏石甘汤合二陈汤化裁。葛根15g，炙麻黄15g，炒杏仁15g，清半夏10g，海浮石12g，陈皮15g，地龙10g，连翘15g，黄芩15g，炙甘草10g，炒苏子10g，茯苓15g，炙冬花10g，瓜蒌皮15g，贝母10g，桑白皮15g，前胡10g，莱菔子10g。4剂，水煎服，每天1剂，分2次饭后服用。

2月7日：病人诸症皆缓解，守二诊药方不变，续服4剂。

2月11日：病人自觉无力，困倦，活动后气短，舌质红，苔白厚。

方药：四君子汤化裁。黄芪20g，炒杏仁15g，清半夏10g，陈皮15g，连翘15g，黄芩15g，炙甘草10g，炒苏子10g，茯苓15g，瓜蒌皮15g，贝母10g，焦白术15g，白芍15g，炒枳壳15g，当归15g，苏梗10g，酒大黄10g。4剂。

2月22日：病人检查肺部CT，结果显示病灶吸收明显，两次核酸检测均为阴性，痊愈出院。

体会：初诊时，病人身热不解，咳、喘明显，系风热之邪在表不解，投以麻杏石甘汤宣肺平喘。复诊时，病人热已解，痰黏难咯，胸闷，纳差，系肺与大肠相表里，加之病人无运动，脾胃失司，痰湿内生，辅以二陈汤理气和中，燥湿除痰。病人在疾病后期，虽邪渐去，但正气已损，故为扶正以主，以四君子汤调理后，脏腑功能逐渐恢复，遂痊愈出院。

验案3：陈某，女，42岁，2020年2月3日入院，体温最高37.6℃。入院前，病人反复发热5天，恶寒，咽干，头痛，周身酸困，舌边尖红，苔白，2月4日被确诊为新冠肺炎。

方药：小柴胡汤合升降散加减。柴胡15g，黄芩12g，清半夏10g，人参10g，蝉蜕10g，僵蚕10g，荆芥15g，防风10g，葛根15g，甘草6g，姜、枣为引子。每天1剂，水煎服。

2月6日：病人体温正常，出现咳嗽，咯痰不爽，舌质红，苔薄黄，改止咳散加味治疗。

方药：蝉蜕10g，桔梗12g，荆芥15g，炙紫菀15g，炙百部6g，白前10g，甘草6g，陈皮12g。每天1剂，水煎服。

2月9日：病人无发热、乏力，咳嗽减轻，但痰转黄，口干口苦，舌红，苔黄。

方药：止嗽散合桑菊饮加减。桑叶6g，菊花10g，桔梗12g，杏仁10g，连翘15g，芦根20g，荆芥15g，炙紫菀15g，炙百部6g，甘草6g，陈皮10g。

2月13日：病人口干、纳呆，无咳嗽及其他不适症状；复查肺部CT，结果显示病灶明显吸收。

方药：桑菊饮合沙参麦冬汤。北沙参15g，南沙参15g，西洋参9g，桑叶6g，菊花6g，桔梗12g，杏仁10g，连翘10g，芦根15g，甘草6g，陈皮10g，麦冬15g，白术15g。

2月21日：病人两次咽拭子检测均为阴性，肺部CT检查结果显示阴影吸收，可以出院。随访2周，病人无异常。

体会： 病人初起见恶寒发热，无汗头痛，肢体酸痛，为风寒疫毒袭表，给予小柴胡合蝉蜕、荆防、葛根类散寒解表治疗。服药后，病人汗出热退，表证得解，出现咳嗽，咯痰不利，舌红苔黄，为风寒疫毒入肺化热，肺失宣肃，再给予止嗽散合桑菊饮疏风清热、宣肺止咳。服用6剂后，病人咳嗽大减，唯余口干、纳呆，为余热不尽，肺胃阴伤，故给予桑菊饮合沙参、麦冬、西洋参类清利余热，益气养阴调理，症状皆除，病愈出院。回顾该病例，由表及里，辨证思路无误，但没有考虑到时邪疫毒化热伤阴速度较快，肺部症状出现早且重，清热解毒力度不足，应用此类药物晚用了一两天。

验案4： 梁某，男，46岁，2020年2月8日入住某院。病人以发热、咳嗽11天，胸闷、气短3天为主要症状，后经过检查被确诊为新冠肺炎。诊断：病人入院时发热、咳嗽症状较重，伴畏寒，咽痛，大便干结，舌质红，苔黄厚腻，脉滑，一派肺热之象。

方药：麻杏石甘汤加减。炙麻黄10g，杏仁10g，生石膏30g，生甘草6g，陈皮15g，清半夏10g，茯苓12g，建曲15g，藿香15g，厚朴15g，生薏米20g，葛根15g，鱼腥草20g，炙甘草6g，生姜9g，大枣9g。免煎中药3剂，每天1剂，水冲服。

病人服用3剂后，发热、咳嗽等症状明显减轻，大便溏。

2月11日：根据病人症状的变化，上述药方去葛根，嘱咐病人服用5剂。病人服用5剂后，无发热，仍稍有咳嗽，无痰。

2月17日：病人无发热、咳嗽，大便稀，给予二陈汤加减调理。

方药：陈皮15g，清半夏12g，茯苓15g，建曲15g，连翘15g，制百部15g，杏仁15g，前胡15g，鱼腥草20g，炙甘草6g，生姜9g，大枣9g。3剂，每天1剂，水冲服。

2月19日：病人无不适症状，胸部CT检查结果显示较入院时有明显好转，核酸检测结果为阴性，符合出院标准。病人出院后，给予滋阴润肺汤进行调理。

方药：生地黄15g，沙参15g，麦门冬15g，石斛10g，桑叶10g，川贝6g，丹皮10g，枇杷叶15g，生甘草6g，生姜9g，大枣9g。共5剂，每天1剂，水冲服。

10天后随访病人，无不适症状。

体会： 麻杏石甘汤加减主要用于治疗外感风邪，邪热壅肺证，具体症状为身热不解，咳逆气急，鼻煽，口渴，有汗或无汗，舌苔薄白或黄，脉滑而数。该证是由风热袭肺，或风寒郁而化热，壅遏于肺所致。肺中热盛，气逆伤津，故有汗而身热不解，喘逆气急，甚则鼻翼翕动，口渴喜饮，脉滑而数。此时，应清泻肺热，热清气平而喘渴亦愈。方用麻黄为君，取其宣肺而泻邪热，是"火郁发之"之义，但其性温，故配伍辛甘大寒之石膏为臣药，在用量上要高于麻黄数倍，使其宣肺而不助热，清肺而不留邪，肺气肃降有权，喘急可平，相制为用。杏仁降肺气，为佐药，助麻黄、石膏清肺平喘。炙甘草既能益气和中，又与石膏合而生津止渴，更能调和于寒温宣降之间，所以为佐使药。

该方案治疗早期新冠肺炎效果较好。在病人症状明显减轻以后应用二陈汤加减，可燥湿化痰，理气和中。该方标本兼顾，燥湿理气祛已生之痰，健脾渗湿杜生痰之源，共奏燥湿化痰、理气和中之功。病人后期应用滋阴润肺汤，滋肾阴、润肺燥，主要用于肺疾之恢复期。

验案5： 胡某，男，41岁，2020年1月29日以发热3天为主诉入院。入院时，病人体温37.4℃，发热汗出，无咳嗽咯痰，无胸闷气短乏力，纳食尚可，睡眠可，经过检查最终被确诊为新冠肺炎。1月30日，医生会诊时，病人体温37℃，微汗，舌质淡红，苔黄厚腻，其他症状跟之前一样。

方药：藿香正气散加减。藿香18g，佩兰12g，紫苏梗15g，紫苏叶12g，黄连10g，焦栀子12g，通草6g，焦麦芽12g，黄芩12g，生薏米30g，苍术12g，淡竹叶10g，柴胡12g。3剂，水冲服，每天1剂，分2次服用。

2月3日：病人自述服药后体温一直在37℃以下，其他症状减轻或消失，舌淡红，苔薄白，脉厚腻。

方药：藿香正气散加减。藿香18g，佩兰12g，紫苏梗12g，紫苏叶10g，黄连9g，砂仁3g，炒麦芽10g，炒白术15g，炒薏米18g，瓜蒌皮12g，川朴10g，淡竹叶10g，通草6g，炙甘草6g。5剂，开水冲服。

2月8日：病人神清气爽，舌苔稍腻。对上述方药进行调整。2月12日，病人核酸检测结果连续2次为阴性，痊愈出院。

体会： 现代人大多过食膏粱厚味、生冷之食，以致体内湿热内蕴。恰逢疠气流行，以致正气不足，湿热致疫。藿香有芳香化浊、发表解暑之功效，主要用于湿浊中阻，发热倦息。佩兰、紫苏叶则可协助藿香化浊祛秽，苏梗、柴胡则可调畅气机，同时柴胡有退热之效；黄连、黄芩、焦栀子可清热解毒，辅助上药祛湿除热；淡竹叶可清心除烦。同时，根据病情变化和湿热进退情况加减变化，故疗效不错。

发挥中医药在新发传染病防控中的重要作用

在新冠肺炎疫情防控过程中，中医药显示出不可替代的显著作用和独特魅力。2020年6月，习近平总书记在主持召开专家学者座谈会时强调："中西医结合、中西药并用，是这次疫情防控的一大特点，也是中医药传承精华、守正创新的生动实践。"

21世纪以来，"非典型性肺炎"（SARS，简称"非典"）、中东呼吸综合征（MERS）、甲型H1N1流感、H7N9禽流感、寨卡病毒（ZikaVirus）、埃博拉病毒（EbolaVirus）和新型冠状病毒肺炎（COVID-19，简称新冠肺炎）等多种新发传染病在全球各地暴发、流行，对全球健康带来了严重危害。一旦应对不慎，极易引发突发公共卫生事件及其他次生灾难，不仅会使某国或某地区的医疗系统崩溃、国民经济停顿、社会混乱，还可能导致新发传染病在全球大流行，严重威胁全球公共卫生安全。当今时代，全球贸易、旅游、物流、信息等领域高度全球化将世界各国紧密联系在一起，形成人类命运共同体。中国人口众多，大城市人口密度大，交通便利，新发呼吸道传染病对我国危害极大。幸运的是，无论是"非典"、甲型H1N1流感、H7N9禽流感，还是"新冠肺炎"等新发传染病引发的多次突发公共卫生事件中，中医药均有介入且疗效显著，在我国新发传染病防控中发挥了重要作用。如何充分发挥中医药在新发传染病中的重要作用，构建具有中医药特色的传染病防治体系，防止新发传染病对我国公共健康和国民经济造成极大破坏，已成为当下关系到我国国民经济和社会发展的重要议题。

（一）新发传染病威胁全球公共卫生安全

21世纪人类仍然面临着传染病尤其是新发传染病的严重威胁。由于全球化的深化发展，一国暴发的新发传染病往往在短时期内就能演变为全球性大流行病。目前，全人类正面临新冠肺炎的空前威胁，在多种不确定因素交叉作用下，新冠肺炎疫情已经演变成为全球公共卫生安全的"黑天鹅"事件，即将对人类社会产生不可预知的深远影响。

人类对新发传染病的发病原因、传播途径、健康危害以及诊断措施和治疗措施均知之不多，各国应对新发传染病面临种种困难与挑战。以冠状病毒为例，其是一类高度多样并有包膜包裹的单股正链RNA病毒，是人畜共患病毒。"非典"、中东呼吸综合征和新冠肺炎等均属于冠状病毒，且为高致病性冠状病毒，对全球公共卫生威胁极大。

（二）中医药抗击新发传染病日益受到重视并屡创佳绩

1. 中医药抗疫历史悠久且经验丰富

中医药是中华民族的瑰宝，是2000多年中华民族文明的结晶，在全民健康中发挥着重要作用。中华民族繁衍数千年的历史，也是与疾病抗争的历史。中医一般将传染病称之为"疫病""瘟疫""伤寒""外感热病"或"温病"。传染病在我国自古有之，且危害不小。据记载，自西汉至今，我国先后发生过300多次传染病流行。在与传染病抗争的过程中，勇敢智慧的古代先人在传染病防治方面积累了丰富的知识和宝贵的经验。翻开中医药历史，我们会发现我国几千年来在与瘟疫的对抗中，诞生了一批批名医，他们的经验一代代传承下来，形成了系统的中医药防疫理论。从《黄帝内经》"五疫"的记载到汉代张仲景《伤寒论》对"伤寒"病人的症状、脉象、症候以及治疗验方等的经验总结，再到晋代医学家葛洪的《肘后备急方》用"疠气"来解释病因和创造性地提出用青蒿治疗疟疾以及明代吴又可的著作《温疫论》，对温疫病因、特点及其辨证论治提出了创新性贡献。中医药因多次抗击瘟疫而不断总结经验、推陈出新，形成了传承至今的中医药抗疫理论，积累了丰富的传染病辨证论治经验。

2. 中医药多次抗击新发传染病取得伟大成就

近年来，"非典"、甲型H1N1流感、H7N9禽流感、新冠肺炎等新发传染病在我国肆虐。面对层出不穷的新发传染病，仅依靠西医药抗击疫情效果不力，而中医药防治新发传染病正凸显出快速、有效的优势，得到了广大医务工作者和众多病人的认可。针对新发传染病疫情突发、传播速度快且一时无法明确病源及病毒属种等特点，中医药发挥了"扶正祛邪"的整合治疗优势和"一人一方"个体化辨证论治优势，有效地促进了病人的康复。已有研究显示，中药的个性化药物可对病毒和细菌感染性疾病起到治愈作用，在改善严重和耐药性感染期间的临床表现，病原体抑制和器官恢复方面具有独特优势。研究证实，中药的整体调节能够增强人体免疫力，同时还有抑制和杀灭病毒的作用。在2003年抗击"非典"战役中，中医药最开始被排除在抗疫战场之外，国医大师邓铁涛等看到西医防控效果不良特别着急，遂上书国家领导人强烈要求中医参与"非典"防治。最终，由国务院领导特批中医药才得以介入抗击"非典"。邓老领导的广州中医药大学第一附属医院以中医药为主中西医结合治疗73例"非典"病人，所有病例全部治愈出院，创造了病人零死亡、零转院、零后遗症和本院医护人员零感染的医学奇迹。广东省中医院在吸收各方专家建议的基础上形成我国最早的非典中医处理原则和方案，后被国家中医药管理局采纳，颁布了《非典型肺炎中医药防治技术方案（试行）》在全国推广使用。2009年，甲型H1N1流感首先在美国和墨西哥暴发，后扩散到我国。国家中医药管理局组织开展了全国中医药参与治疗406例连续病例的回顾性临床研究，发现单纯以清肺解毒为主的中药治疗，是治疗甲型H1N1流感轻症病例的一种安全有效的方法，中药与磷酸奥司他韦合用对于重症病例的应用具有潜在价值。2013冬至2014春，H7N9禽流感病例明显增加，国家中医药管理局人感染H7N9禽流感疫情防控工作专家组在总结9省市中医医疗救治经验基础上，形成以下共识：中医药的救治实践证明，中医药早期、全程参与H7N9禽流感治疗，可显著改善症状，对阻断病程发展、减少重症病例发生率和降低死亡率具有积极作用。

2019年底，新冠肺炎在我国肆虐。在党中央、国务院统筹指挥下，各部委协作行动，全国人民积极参与，中西医相互协作，目前我国已经取得了抗击疫情的初步胜利。在此次抗击新冠肺炎疫情中，中医药趁早、深入、全程介入新冠肺炎防治工作，在不同阶段都取得了显著成效，赢得了广大病人的赞誉和全国人民群众的好评，彰显了中医药的特色和优势。无论是轻症病人的治疗还是重症病人的抢救，无论是预防医护人员感染还是促进出院病人康复，中医药均发挥了重要作用，成功提高了新冠肺炎的治愈率、降低了死亡率。国务院副总理孙春兰高度肯定中医药在抗击新冠肺炎中的重要作用："中医药是这次疫情防控的一大特色和亮点。在没有特效药和疫苗的情况下，注重发挥中医药治未病、辨证施治、多靶点干预的独特优势，首次大范围有组织实施早期干预，首次全面管理一个医院，首次整建制接管病区，首次中西医全程联合巡诊和查房，首次在重型、危重型病人救治中深度介入，探索形成了以中医药为特色、中西医结合救治病人的系统方案，成为中医药传承创新的一次生动实践。"

3. 中医药在介入突发传染病防治和公共卫生事件防控中的困境

尽管如此，国内外医学界对于中医药应对突发重大传染病的显著疗效和重要作用却仍然深存质疑和争议。理由是中医药不科学，缺乏"随机双盲对照"试验等循证证据。回顾历史，自清末至今的一百多年里，中医药经常遭受无端误解和不正确对待，长期受到轻视、排斥和歧视，面临多次生存危机。21世纪以来，我国经历了多次新发传染病引发的公共卫生事件。但由于种种原因，中医药参与传染病救治和突发公共卫生事件防控的机制不顺畅，参与度有待提高。2003年抗击"非典"战役中，如果没有邓铁涛等老中医上书国家领导人，中医药根本就没有机会介入"非典"防治。即使介入了，也存在中医介入过晚、缺乏较全面的望闻问切"四诊"资料、重药轻医等不足之处。在抗击新冠肺炎的战役中，中医药介入新冠肺炎防治的过程并不顺利。国家卫健委于2020年1月21日才选派了北京中医医院院长刘清泉担任中央指导组专家、国家中医医疗救治专家组副组长紧急奔赴武汉，开展新冠肺炎救治工作。刘清泉等先后会诊了百余例新冠肺炎病人后，总结中医药救治规律，拟订了《新型冠状病毒感染的肺炎中医证治方案》（第一版），提交给国家中医药管理局，之后被纳入国家卫健委印发的《新型冠状病毒感染的肺炎诊疗方案（试行第三版）》，在全国范围内施行。换言之，《新型冠状病毒感染的肺炎诊疗方案（试行第一版）》和《新型冠状病毒感染的肺炎诊疗方案（试行第二版）》均没有中医药专家的参与，中医药未能在第一时间介入新冠肺炎的预防与救治。地方上有的省市中医药介入早、参与度高，治疗效果好；有的省市中医药介入晚、参与度低，治疗效果相对较差。而且，中医药防治突发急性传染病队伍尚未纳入国家传染病应急体系，现有中医药应对突发传染病能力和科研水平还有待进一步提高。中医药参与突发传染病防治不仅面临科学质疑，还遭遇种种政策障碍与执行困难。

4. 中医药传染病防治体系和中医药应急救治体系正逐步建立

2003年"非典"之后，由于中医药在应对新发传染病方面中的显著疗效和优势，中医药参与传染病防治正逐步得到重视。2004年修订后的《传染病防治法》第八条规定："国家发展现代医学和中医药等传统医学，支持和鼓励开展传染病防治的科学研究，提高传染病防治的科学技术水平。国家支持和鼓励开展传染病防治的国际合作。"这标志着我国中医药从法律制度上被正式纳入中国传染病防治体系。此后，中医药防治传染病的相关制度逐步建立，目前已渐成体系。2007年至2011年，国家中医药管理局每隔两年组织各省申报一批中医（中西医结合）传染病临床基地。2008年1月，我国部分地区遭遇持续低温冰冻灾害；5月，四川汶川发生了大地震。国家中医药管理局均在第一时间部署工作任务，组织广大中医药工作者积极参与灾区救援工作。2009年，原国家卫生和计划生育委员会及国家中医药管理局联合下发了《关于在卫生应急工作中充分发挥中医药作用的通知（国中医药发〔2009〕11号）》，明确将中医药纳入新发传染病防治体系，要求中西医结合协同做好突发公共事件卫生应急工作，并建立中医药参与突发公共事件卫生应急工作的协调机制。2010年，进一步发挥中医药在传染病防治中的作用，国家中医药管理局颁布实施了《中医药防治传染病临床科研体系建设方案》，临床科研体系包括决策调控系统、专家保障系统和临床科研系统。"十二五""十三五"期间国家科技重大专项设置了"中医药应对突发传染病能力建设"项目。2011年，国务院颁发《关于进一步加强艾滋病防治工作的通知》，要求在艾滋病防治中充分发挥中医药的作用，扩大中医药治疗艾滋病的规模。

2014年，原国家卫生计生委发布地震灾害卫生应急预案，明确使用中医药救治伤员。2016年，国家中医药管理局办公室和原国家卫生计生委办公厅联合印发《艾滋病（成人）中医诊疗方案》。2017年9月至2018年5月，为了促进中医医疗机构依法执业，国家中医药管理局在全国开展中医医疗机构传染病防治和感染防控监督执法专项检查。2020年1月底，新发传染病新冠肺炎在武汉暴发，中医药较早介入了新冠肺炎的防治。张伯礼等中医药专家在总结临床经验的基础上，将中医药治疗方案融入第三版至第七版的《新型冠状病毒感染的肺炎诊疗方案（试行）》中，在全国范围内推广使用。2020年2月6日，国家卫生健康委和国家中医药管理局联合下发了《关于推荐在中西医结合救治新型冠状病毒感染的肺炎中使用"清肺排毒汤"的通知》。

2020年2月12日，国家卫生健康委和国家中医药管理局联合发布《关于在新型冠状病毒肺炎等传染病防治工作中建立健全中西医协作机制的通知》，要求更好地发挥中医药在新冠肺炎等传染病防治中的作用。2020年2月22日，国家卫生健康委员会和国家中医药管理局联合印发《新型冠状病毒肺炎恢复期中医康复指导建议（试行）》。

综上所述，近年来，为了应对频繁暴发的新发传染病引发的突发公共卫生事件，我国在世界卫生组织（WHO）政策指引下，将国家卫生应急队伍纳入了国家突发事件卫生应急体系，在国内国际灾难救援中发挥了重要作用。中医药作为我国卫生应急体系的重要组成部分，在以往应对自然灾害和突发公共卫生事件的应急救援中发挥了重要作用，中医急救技术以及中医药在灾后疫情控制、疾病的康复等方面有着不可或缺的保障作用，得到广大医务人员及病人的广泛认可。在本次疫情中，中医药较早介入新冠肺炎病人的救治，随着中医药防治新冠肺炎的疗效日益显著，后来更是由中医药主导了新冠肺炎的防治工作。目前，我国中医药应急救治体系正逐步建立，应急救治能力逐步提升，中医专家正在成为我国医疗应急救治队伍的"固定成员"和可靠力量。

5.完善中医药传染病防治体系，构建中医药特色的公共卫生治理新模式

（1）严格执法，修改立法，为中医药参与传染病防治扫清人为制度障碍：根据2013年修订的《传染病防治法》第八条的规定，中医药参与传染病防治没有任何法律障碍。但在临床实践中，尤其是在新发传染病引发的公共卫生事件中，中医药介入新发传染病的救治却困难重重。这一方面是由于我国《传染病防治法》宣传不到位，以致突发公共卫生事件的决策者未能完全理解该法的立法精神和立法本意；另一方面是由于长期以来，我国民众对中医药存在种种误解与偏见。人们一般认为中医药是"慢郎中"，应对新发急性传染病疗效不佳。这当然不是事实，只是中医药留给人们的刻板印象。尽管中医药在抗击"非典"、甲型H1N1流感及H7N9禽流感病等新发传染病中均发挥了重要作用，但都是在西医药主导疫情防治的基础上进行的，且从未有机会第一时间、深入、全程介入上述新发传染病病人的防治。在卫生医疗系统中，相对于西医药工作者中医药工作者既是少数群体，也是弱势群体。一旦新发传染病暴发引起突发公共卫生事件，各地基本采取属地管理原则，当地卫生健康主管部门往往在第一时间以行政命令的方式组织西医药专家主导突发传染病的防治，从而无意间忽视了中医药的早期介入。因此，中医药参与新发传染病防治的关键障碍并不在于立法，而在于执法。《突发事件应对法》和《突发公共卫生事件应急条例》中均没有任何关于中医药参与突发（公共卫生）事件救治的有关规定，我国突发公共卫生事件应急管理主要以行政命令为主。因此，尽管《传染病防治法》中肯定认可了中医药参与传染病救治的规定，但在应对突发公共卫生事件中，应急管理决策者很难在第一时间想起中医药，从而导致中医药无法在第一时间介入新发传染病的防治，影响了中医药在新发传染病防治中发挥作用。这种情形一直延续到本次新冠肺炎疫情暴发后才有所改善。为彻底扫清中医药参与传染病防治的人为制度障碍，建议修改《突发事件应对法》和《突发公共卫生事件应急条例》等法律，增加明确鼓励和支持中医药参与传染病防治和突发公共卫生事件防控的条款，从制度上保障中医药在第一时间顺畅介入新发传染病引发的突发公共卫生事件防控体系。已有学者建议国家出台或修改相关法律，将中医药明确规定为公共卫生突发事件的首选应对措施。

（2）加强对中医药应急救治能力建设：建议加大对中医药的政策支持和卫生资金投入，提升中医药科研水平，加强对中医医疗机构服务能力建设尤其是应急救治能力建设，加强对优秀中医药人才的培养。长期以来，我国对中医药领域卫生投入严重不足，对《中医药法》落实不到位，对国家鼓励发展中医药的有关政策落实不到位，这在一定程度上阻碍了我国中医药事业的发展。今后，国家应逐年增加对中医药领域的政策支持和卫生投入。建议设立中医药发展专项资金，一是用于支持开展高水平、多学科联合的中医药重点科研攻关项目，大幅度提升中医药科研水平和临床实践能力；二是用于加强对传染病定点医院、综合医院和中医医疗机构的中医药服务能力建设，尤其是中医药应急救治能力建设；三是用于加强对优秀中医药人才的培养，尤其需要加强对中医药人才的应急救治技能培训。

（3）建立中医药应急救治长效机制：为了适应当前新形势下国内外应急工作需求，建立中医药应急救治长效机制势在必行。建议集中全国优势力量创建国家中医药应急救援队，各省、自治区和直辖市集中当地优势力量创建省级中医药应急救援队。平时加强学习和培训，一旦发生突发公共卫生事件，就可以即时整装出发进行急救。建议采取有效措施，提升三甲医院的中医药应急救治能力，充分发挥中医药的特色优势，健全中医药参与应急工作的协调机制与应急体系，建立中医药应急救治长效机制，建设具有中国特色的医疗应急救治体系。

（4）加强对中药材质量监管，实施中药材战略储备计划：建议加强对中药材的生产规划和质量监管，施行中药材战略储备方案，保障中药材质量。中药材是人民防病治病的必需品，纵观历史每有传染病疫情暴发，中药材相关品种价格就暴涨，甚至出现万民抢购的现象。因此，建议加强对中药材的生产规划，施行国家中药材战略储备计划，保证疫情时期的中药材供应。由于中药材的质量直接关系到中药的疗效，因此必须采取措施保障中药材质量。所谓"药材好，药才好"；"药（材）好；疗效才好"。尤其是应加强对重点中药材、中药饮品和中成药生产企业和销售企业的政策支持与质量监管，把好中药材、中药饮品和中成药的质量关。

（5）向全民普及中医药养生文化，践行健康生活方式：倡导国民健康生活方式对于维护公共卫生非常重要。新中国成立以来，我国公共卫生的目标及实施方式日益指向个体生活，从宏观卫生制度建设向个体日常健康文明生活方式型塑转变。中医药养生文化是中华民族集体生活的智慧精髓。中医养生文化特别强调作息有律、起居有常，倡导健康的生活方式。应当采取措施，从娃娃抓起，全面落实中医药文化进中小学教材和中小学课堂，从小培养国民正确的健康观念；以中医院等中医医疗机构为阵地，向周边社区宣传推广中医药养生文化，尤其是重点面向老年人宣传和推广中医药养生文化，旨在全方位提高国民中医药健康文化素养，培养、践行健康生活方式。

（6）树立"体医融合"观念，开展群众性中医传统体育运动：建议加强"体医融合"健康教育，大规模开展群众性中医传统体育运动，增强国民体质。预防新发传染病的最佳方法是增强身自身抵抗力。因此，应牢固树立"运动是良药"和"体医融合"观念，大规模开展八段锦、太极拳、气功、武术、五禽戏等群众性中医传统体育运动，增强国民体质。改变以往过度依赖医疗的健康促进模式，推动形成中医药全面参与、"体医融合"的疾病防控和健康管理服务模式。这是适应我国疾病谱由传染病转向慢性病的现实需要，也是实施"健康中国"战略的客观需要。

综上所述，中医药介入重大突发传染病防治既有成功的历史经验，又有现实的临床疗效证明。从2003年"非典"到2019年底暴发的"新冠肺炎"，中医药均积极参与到重大突发传染病的防控之中，中医药防治传染病的理论和治疗方案在其中不断得以传承与创新。我们应重视对中医药在预防和救治重大突发传染病中的重要作用，将中医药纳入我国突发事件卫生应急体系，壮大我国应急救治队伍，提高应急救治能力，发挥中医防治传染病和应对突发公共卫生事件的优势；修改和完善《传染病防治法》和突发公共卫生事件处理法律，构建我国中医药特色的公共卫生治理体系，为今后更好地发挥中医药在传染病防控中的作用提供便利。

发展中医学构建中医药防治重大疫病体系

已亥年岁末，新冠肺炎肆虐中国。目前，我国的新冠肺炎疫情已得到有效控制，而国外的疫情仍在持续蔓延。在这场疫情防控"阻击战"中，中医药发挥了重要作用和独特优势。尤其是早期及时的中医药干预，能有效缓解病人症状，减少轻型、普通型向重型发展，提高治愈率、降低病死率、促进恢复期人群机体康复，对新冠肺炎的防治和预后具有重要价值。习近平总书记说："中西医结合、中西药并用，是这次疫情防控的一大特点，也是中医药传承精华、守正创新的生动实践。"

（一）瘟疫学理论源远流长

新冠肺炎是一种新发传染病，属于中医瘟疫范畴。中华民族有两千余年抗击疫病的历史，温病学理论发挥着重要作用，并在不断的发展中丰富形成了专门针对传染病防治的瘟疫学理论，丰富和完善了中医学和温病学体系。

先秦时期的文献已记载有瘟疫的内容。如《礼记·月令》中载"孟春行秋令，则民大疫；季春行夏令，则民多疾疫；仲夏行秋令，则民殃于疫；仲冬之月，地气沮弛……民必疾疫"。"疫"，《说文解字》释"民皆疾也"，亦即传染性疾病。据《中国疫病史鉴》记载，自西汉以来的两千多年时间里，我国虽先后发生过三百余次瘟疫流行，由于中医药的护佑，历史上还没有出现像西班牙大流感、欧洲黑死病等高致死率疾病的发生。

中医对瘟疫的认识可追溯至《黄帝内经》。该著作中已出现"温疫""温疠""金疫""木疫""水疫""火疫""土疫"等病名，还指出瘟疫具有传染性和流行性，如《素问·刺法论》载："五疫之至，皆相染易，无问大小，病状相似。"《黄帝内经》认为疫病的发生与天、人、邪有关。天，指五运六气的乖庚失常。如《素问·本病论》曰："失之迁位者，谓虽得岁正，未得正位之司，即四时不节，即生大疫。"人，指人体的正气亏虚。如《素问·本病论》曰："人气不足，天气如虚，人神失守，神光不聚，邪鬼干人，致有夭亡。"邪，指六淫邪气或"毒气""尸鬼"等疫疠之气。如《素问·本病论》曰："天虚而人虚也，神游失守其位，即有五尸鬼干人，令人暴亡也。"《黄帝内经》已经认识到"疫疠"之气可从口鼻而入，侵犯人体。如《素问·刺法论》曰："正气存内，邪不可干，避其毒气，天牝从来，复得其往。""天牝"指鼻，因呼吸天气，故谓"天牝"。

汉至唐宋，瘟疫理论续有发展。如张仲景《伤寒杂病论·序》中说："余宗族素多，向余二百，建安纪年以来，犹未十稔，其死亡者，三分有二，伤寒十居其七。"其中的

"伤寒"就是传染性疾病。晋代王叔和开始把瘟疫分为"寒疫"和"温疫"两类，并认为引起疫病的原因是"时行之气"和（或）"时行疫气"。葛洪在《肘后备急方》中用"青蒿一握，以水二升渍，绞取汁，尽服之"治疗疟疾。诺贝尔生理学或医学奖获得者屠呦呦发现青蒿素，就是从中获得的灵感和启示。隋朝巢元方在《诸病源候论》中列有《疫疠病诸候》三篇专论，阐述了瘟疫的病因和证候特征。宋代庞安时在《伤寒总病论》中制定了五种瘟疫病名，即青筋牵、赤脉攒、黄肉随、白气狸、黑骨温，治疗上采用羚羊角、石膏、大青叶、栀子等寒凉之药，突破了已有的治疗瘟疫的方法，对后世瘟疫的治疗产生了积极影响。

明清是瘟疫理论发展的高峰时期。明末吴又可在继承前人学术成就的基础上，通过自己大量的临床实践，编著了《温疫论》。《温疫论》是我国第一部论述瘟疫病理证治的专著，书中全面系统地阐明了瘟疫的病因、发病条件、传染方式、病变趋势、临床表现、诊断方法、治疗大法和禁忌、选方用药等。吴氏认为瘟疫的病因是杂气，其认识突破了六淫致病的局限。杂气的传染途径有"天受"和"传染"之分，其中"天受"指吸收了空气中疫气发病，"传染"是直接与疫病病人接触发病。吴氏认为杂气致疫具有"伏而后发"和反复发作的病理特征。吴氏常用达原饮、三消饮、承气类方等治疗瘟疫，这些方药沿用至今。《温疫论》问世后，研究瘟疫的医家和著作相继涌现，其中影响较大的如戴天章的《广瘟疫论》、余师愚的《疫疹一得》、刘松峰的《松峰说疫》、熊立品的《治疫全书》、陈耕道的《疫痧草》、李炳的《辨疫琐言》、汪期莲的《瘟疫汇编》等，形成了颇有影响的"温疫学派"，成为瘟疫学术体系的重要组成部分。

新中国成立后，瘟疫学理论及经验被广泛用于传染病的防治，中医药防治流行性感冒、禽流感、麻疹、流行性腮腺炎、流行性出血热、登革出血热、钩端螺旋体病等重大传染病，成就令人瞩目。尤其是1954年到1957年，石家庄、北京、广州等地先后发生流行性乙型脑炎，中医按暑温、暑温兼湿辨证用药，有效控制了疫情；2003年SARS流行，中医药的介入治疗有效降低了致死率，并减轻了病人出院并发症；2005年四川暴发人猪链球菌病，按照暑热疫治疗，取得了良好的疗效。2019年末，新冠肺炎疫情暴发，党中央国务院高度重视，要求充分发挥中医药特色优势，加强中西医结合、中西药并用，中医药工作者运用瘟疫学理论认识疫情的发病规律，使用中医药治疗新冠肺炎，有效控制了疫情，展现了中医药的强大生命力。

因此，历代医家与传染病做斗争的宝贵经验汇集而成的瘟疫理论，对指导传染病防治，保障中华民族繁荣昌盛做出了重大贡献，对现代感染性疾病，尤其是新发突发传染病防治具有重要指导价值。

（二）传承瘟疫学理论，构建中医疫病防治新体系

传染病贯穿了整个人类发展历史的始终，人类没有一刻不在与传染病做斗争。从历史上看，我国是传染病多发国家，中医药正是在一次次抗疫斗争中逐渐形成了防疫治

疫的独特理论认识，积累了丰富的实践经验，并深刻影响着现代医学背景下的传染病防治，如流行性乙型脑炎、疟疾、甲型H1N1流感、严重急性呼吸综合征（SARS）等，当然也包括此次肆虐全球的新型冠状病毒肺炎（COVID-19）。

新中国成立后，党和政府十分重视祖国医学，坚持中医、西医并重的医疗发展模式。2017年，习近平总书记在党的十九大报告中明确指出，"坚持中西医并重，传承发展中医药事业"，2020年的政府工作报告再次强调"促进中医药振兴发展"，并肯定了中西医结合在我国新冠肺炎疫情防治中的积极作用。国家之所以如此重视中西医并重、支持中医药发展，就是看到了祖国医学在保障人民健康安全、加强国家特色医疗体系建设中的重要价值，此次防治新冠肺炎就是一个典型例子，中西医结合防治不仅事半功倍，在疾病各个阶段发挥了显著的临床效用，同时也增强了人民群众战胜疫情的信心。因此，发展祖国医学势在必行。

发展祖国医学需要做到以问题为导向和以需求为导向相结合。坚持问题为导向，就是以解决问题为指引，集中科研力量和有效资源攻坚克难，全力化解中医药、中西医结合发展过程中的突出矛盾和问题。坚持需求为导向，就是沿着人民群众的需求方向积极探索，提升中医药服务能力，满足人民群众日益增长的健康需求。此次新冠肺炎的出现让我们意识到，如何在未来突发急性传染病中保障人民群众的生命安全和身体健康至关重要，这也正是发展中医药防治重大疫病的驱动力所在。

应当认识到，中医药在新中国成立后历次疫情防控中成功运用的同时，也暴露出了一些薄弱环节。首先，中医药应急防治体系尚未健全，相关工作制度未能得到有效落实，中医药难以第一时间响应参与疫情防控；其次，中医药防治疫病科研思路还不够明确，缺乏严格设计的临床试验，导致高质量循证医学证据缺乏，使中医药疗效不被认可；最后，中医传染病学人才与中药战略储备不足，中医医院应急设备设施比较落后，应用中医技术开展中医药应急救治的能力存在短板，中医药难以短时间内全面铺开救治工作。针对上述问题，应秉持"守正创新"的理念，在尊重、遵守中医药自身特色优势的基础上，充分结合现代医学研究手段，吸收新型科学研究成果，围绕提高疗效开展中医、中西医结合防治重大疫病的系统研究，同时建立健全中医药应急防治体系，并完善科技政策支撑的配套措施，下大力气培养一批优秀的中医学疫病学科人才，从国家层面筹备中药应急资源储备，最终使中医药防治重大疫病体系成为保障我国人民群众生命健康的重要力量。

祖国医学源远流长，其独特的整体观与辨证论治思想，使得其在面对新发突发传染病时，可提供独具特色、行之有效的策略。回顾中医学历史上的几次学术大发展，都与同时段重大疫病的流行密切相关。创新发展祖国医学，提升中医药防治重大疫病的服务能力，让我国在面对未来突发急性传染病时，能更加从容。同时，中医药是我国优秀传统文化的重要载体，创新发展中医药事业将在提升我国文化自信等方面发挥示范作用，并为维护人类命运共同体贡献中国智慧。

第三篇

常见传染病防治

传染病的消毒隔离防护

传染病的消毒隔离防护的基本知识

一、传染病概述

传染病是指能够在人群中引起流行的感染性疾病。它是由于致病微生物进入人体和动物体，而造成人与人、人与动物或动物与动物之间互相传染。传染病的基本特征是：①有病原体；②有传染性；③有地方性、季节性和流行性；④疾病发展具有潜伏期、前驱期、发病期、恢复期和慢性期等规律性；⑤有免疫性。

传染病的传播必须具备三个必要条件，即传染源（是指体内带有病原体，并不断向体外排出病原体的人和动物）、传播途径和易感者（对某种传染病缺乏特异性免疫力而容易被感染的人群整体中的某个人）。各种传染病病原体都以一定的方式，经过一定的部位而侵入机体组织，不同类的传染病它们的病原体从机体排出的途径、排出的方式和进入机体的部位均不同。

二、消毒

消毒是指杀灭或清除传播媒介上的病原微生物，使其达到无害化的处理。在没有明确的传染源存在，也未发现传染病的情况下，对可能受到病原微生物或其他有害微生物污染的场所和物品进行消毒，称为预防性消毒。对存在或曾经存在污染源的场所进行消毒，其目的是杀灭或清除传染源排出的病原体，称为疫源地消毒。常用的消毒方法有物理法和化学法。

（一）物理消毒法

1.机械消毒法

机械消毒法有一定的除菌作用，常用的有冲洗、擦抹、刷除等。为加强除菌效果，常在清除操作中使用表面活性剂。机械清除物体表面微生物，可结合日常卫生清扫工作进行。清扫时，为防止微生物随尘土飞扬，以湿性清扫法为宜。通风是对空气中微生物进行稀释、消除。自然通风是一种最为简便、经济的空气消毒方法。

2.紫外线消毒法

一般是将需要消毒的物品如衣服、被褥等曝晒于阳光下。

3.焚烧消毒法

凡价值不高而又可燃烧的物品用火焚烧是最彻底的消毒方法。用于无用的衣物、纸、垃圾、受污染的杂草及尸体的处理。病人呕吐物污染的局部地面，可铺上草、锯末等进行焚烧消毒。

4.煮沸消毒法

将煮不坏的被污染物品放入锅，加水浸没物品，烧开后煮15~30分钟，可杀灭大多数的病原体。

5.空气消毒机消毒和紫外线灯消毒

紫外线照射对细菌、病毒、真菌、芽孢、衣原体等均具有杀灭作用，其杀灭微生物的主要机制是通过光化学转变作用诱发微生物遗传物质（DNA或RNA）的突变，使微生物DNA失去转化能力而死亡。由于紫外线消毒作用受到众多因素的影响，其中包括微生物因素（如微生物类型、数量、悬浮类型、生长周期、修复过程等）、有机物质、温度、湿度、波长、消毒对象等因素，因此在使用过程中应注意以下方面。

（1）灯管表面应经常（一般每2周左右1次）用酒精棉球轻轻擦拭，除去上面灰尘与油垢，以减少对紫外线穿透的影响。

（2）紫外线肉眼不可见，灯管放射出的蓝色光线并不代表紫外线强度。有条件者应定期测量灯管的输出强度；没有条件的可逐日记录使用时间，以便判断是否达到使用期限。

（3）消毒时，房间应保持清洁干燥。空气中不应有灰尘或水雾，温度保持在20℃以上，相对湿度不宜超过60%。

（4）不透紫外线表面（如纸、布等），只有直接照射的一面才能达到消毒目的，因而要按时翻动，使各面都能受到一定剂量的照射。

（5）紫外线无法穿透排泄物、分泌物，亦不能照到遮盖的阴暗处，使用时应注意。

（6）勿直视紫外线光源。紫外线工作8小时，照射强度不应超过每平方厘米0.5微瓦，否则需带防护眼镜，穿防护服。为防止臭氧产生过多，当有人情况下使用紫外灯连续照射时，1次不宜超过2小时。因紫外线对人体的长期（直接或间接）照射可引起皮肤红斑、眼结膜刺激和疲劳等。

6.高压蒸汽灭菌

用高温加高压灭菌，不仅可杀死一般的细菌、真菌等微生物，对芽孢、孢子也有杀灭效果，是最可靠、应用最普遍的物理灭菌法。主要用于能耐高温的物品，如培养基、金属器械、玻璃、搪瓷、敷料、橡胶及一些药物的灭菌。高压蒸汽灭菌器的类型和样式较多，如：①下排气式压力蒸汽灭菌器是普遍应用的灭菌设备，压力升至103.4kPa

（1.05kg/cm²），温度达121.3℃，维持15~30分钟，可达到灭菌目的。②脉动真空压力蒸气灭菌器已成为最先进的灭菌设备。灭菌条件要求：蒸汽压力205.8kPa（1.05kg/cm²），温度达132℃以上并维持10分钟，即可杀死包括具有顽强抵抗力的芽孢、孢子在内的一切微生物。

高压蒸汽灭菌虽然具有灭菌速度快、效果可靠、温度高、穿透力强等优点，但如果使用不得当，也会导致灭菌的失败。下述问题在灭菌中应予以注意。

（1）高压灭菌器空气应完全排出，使蒸汽达到饱和。

（2）灭菌时间的长短取决于消毒物品的性质、包装的大小、放置位置和高压锅空气排空程度和灭菌器的种类等，因此应根据以上因素合理计算灭菌时间。

（3）消毒物品的包装和容器应合适。

（4）消毒物品应合理布放，总体积不应超过灭菌室容积的85%，安放时应注意物品之间留有一定空隙。

（5）在规定时间控制加热速度，使灭菌室的温度逐渐上升。

（6）防止蒸汽超高热，以避免超热蒸汽的产生，否则对灭菌不利。

（二）化学消毒法

1.喷雾消毒

使用喷雾器将消毒液均匀地喷射到需消毒物体的表面。

2.擦拭消毒

用布浸蘸消毒液后，擦拭被消毒物体的表面。

3.浸泡消毒

将被消毒的物品浸渍于相应的消毒液中。

4.混合消毒

将消毒液或粉直接与被消毒的物品相混合搅匀，通常用于传染病病人分泌物与排泄物的消毒。

5.熏蒸消毒

将消毒物品进行自然蒸发或加热蒸发，利用消毒药品所产生的气体进行空气和物体表面及棉织品的消毒。消毒要求及时、彻底、有效。做好消毒工作，是有效地预防传染病发生和控制传染病流行的一种重要措施。

三、隔离防护

为了防止传染病在社会或家庭中发生、蔓延，在防治工作中要因地制宜地采取综合预防措施。其中比较重要的手段，即隔离病人，把传染病病人与健康人之间的传播途径完全隔断。在隔离的方式中，住院隔离是最合理、最安全的隔离方式。发现有人患传染病后，一般应送传染病医院或设有传染病专门病区的医院进行治疗。轻型病人或一些康复期病人在家中采取隔离措施时，一般要求病人在家庭中独居一室，使用专用日常用品，饮食、洗刷等生活同健康人分开，病人所用过或接触过的物品必须进行消毒处理。传染病的隔离期是根据该病的传染期所规定的，过长或过短都不妥。

在消毒、隔离和治疗过程中要做好防护工作，尤其是医护卫生人员要提高认识。

（1）急诊、门诊工作人员，要掌握传染病的临床特征、诊断标准、治疗原则和防护措施，及时发现病人，避免漏诊、误诊。

（2）医院应设立相对独立的传染病人诊室，且通风良好。

（3）坚持首诊负责制，一旦发现传染病人或疑似病人，应立即收治到专门的留观室，留观室之间应相互隔离。

（4）医院要重视消毒隔离工作，定期做好消毒监测，保证消毒效果。

（5）要做好预防院感染发生的各项综合措施，医务人员要增强体质，注意劳逸结合，提高抵抗疾病的能力。

（6）医院所有病区都要注意环境卫生、通风换气，做好消毒、清洁工作。

几种常见传染病的消毒隔离防护

严重急性呼吸综合征（SARS）

一、概述

严重急性呼吸综合征（SARS）是指从2002年11月起，我国及国外部分地区发生的、主要以呼吸道近距离飞沫传播和密切接触传播为主的一种新发传染病。临床主要表现为肺炎，在家庭和医院有显著的聚集现象，其传染性强、病情较重、进展快、危害大。WHO已确认新型冠状病毒为其致病原。

二、消毒方法

对于病原体抵抗力低，主要以近距离飞沫传播的传染病，消毒对于切断传播途径的意义有限。但由于本病传播途径尚未完全清楚，且在家庭和医院有显著聚集现象，对空气及有关物品及时进行消毒是非常必要的，特别是必须做好疫点的消毒处理。消毒人员在工作过程中，不得随便走出消毒区域；消毒应有条不紊，突出重点；污染的衣物应立即分类做最终消毒。对于各种污染对象，可以按下列方法进行消毒。

1.地面、墙壁、门窗

用0.3%~0.5%过氧乙酸溶液或有效溴为500~1000mg/L二溴海因溶液或有效氯为1000~2000mg/L的含氯消毒剂溶液喷雾。泥土墙吸液量为150mL/m²，水泥墙、木板墙、石灰墙为100mL/m²。对上述各种墙壁的喷洒消毒剂溶液不宜超过其吸液量。地面消毒先由外向喷雾一次，喷药量为200mL/m²，待室消毒完毕后，再由内向外重复喷雾一次。以上消毒处理，作用时间应不少于60分钟。

消毒剂溶于水中时能产生次氯酸者，称为含氯消毒剂。其杀菌机制包括次氯酸的氧化作用、新生氧作用和氯化作用，有效氯可反映含氯消毒剂的消毒能力。含氯消毒剂可杀灭所有类型的微生物，其杀菌作用主要由水溶液中次氯酸未分解的浓度所决定，但是pH值和其他环境因素的改变也能影响其杀菌效果，在使用中应充分了解以上因素和其他注意事项，以使其发挥最好的杀菌效能。

2.空气

房屋经密闭后，每立方米用15%过氧乙酸溶液7mL（1g/m³），放置瓷或玻璃器皿中加热蒸发，熏蒸2小时，即可开门窗通风。

过氧乙酸对细菌繁殖体、芽孢、真菌、病毒等都有高效的杀灭作用。针对消毒场合和对象的不同，过氧乙酸可采用浸泡法、喷雾法和熏蒸法，消毒作用受到浓度与作用时间、醇、温度、湿度等众多因素的影响。

3.衣服、被褥、书报、纸

耐热、耐湿的纺织品可煮沸消毒30分钟，或用流通蒸汽消毒30分钟，或用有效氯为250~500mg/L的含氯消毒剂浸泡30分钟；不耐热的毛衣、毛毯、被褥、化纤尼龙制品和书报、纸等，可采取过氧乙酸熏蒸消毒。熏蒸消毒时，将欲消毒衣物悬挂室（勿堆集一处），密闭门窗，糊好缝隙，每立方米用15%过氧乙酸7mL（1g/m³），放置瓷或玻璃容器中，加热熏蒸1~2小时。或将被消毒物品置环氧乙烷消毒柜中，在温度为54℃、相对湿度为80%条件下，用环氧乙烷气体（800mg/L）消毒4~6小时；或用高压蒸汽灭菌进行消毒。

4.病人排泄物和呕吐物

稀薄的排泄物或呕吐物，每1000mL可加漂白粉50g或有效氯为20000mg/L的含氯消毒剂溶液2000mL，搅匀放置2小时。无粪的尿液每1000mL加入干漂白粉5g或次氯酸钙1.5g或有效氯为10000mg/L的含氯消毒剂溶液100mL混匀放置2小时。成形粪便不能用干漂白粉消毒，可用20%漂白粉乳剂（含有效氯5%），或有效氯为50000mg/L含氯消毒剂溶液2份加于1份粪便中，混匀后，作用2小时。

5.餐（饮）具

首选煮沸消毒15~30分钟，或流通蒸汽消毒30分钟。也可用0.5%过氧乙酸溶液或有效溴为250~500mg/L二溴海因溶液或有效氯为250~500mg/L含氯消毒剂溶液浸泡30分钟后，再用清水洗净。

6.食物

瓜果、蔬菜类可用0.2%~0.5%过氧乙酸溶液浸泡10分钟，或用12mg/L臭氧水冲洗60~90分钟。病人的剩余饭菜不可再食用，煮沸30分钟，或用20%漂白粉乳剂、有效氯为50000mg/L的含氯消毒剂溶液浸泡消毒2小时后处理。也可焚烧处理。

7.盛排泄物或呕吐物的容器

可用2%漂白粉澄清液（含有效氯5000mg/L），或有效氯为5000mg/L的含氯消毒剂溶液，或0.5%过氧乙酸溶液浸泡30分钟，浸泡时，消毒液要漫过容器。

8.家用物品、家具

可用0.2%~0.5%过氧乙酸溶液或有效氯为1000~2000mg/L的含氯消毒剂进行浸泡、喷洒或擦洗消毒。

9.手与皮肤

用0.5%碘伏溶液（含有效碘5000mg/L）或0.5%氯己定醇溶液涂擦，作用1~3分钟。也可用75%乙醇或0.1%苯扎溴铵溶液浸泡1~3分钟。必要时，用0.2%过氧乙酸溶液浸泡，或用0.2%过氧乙酸棉球、纱布块擦拭。

10.病人尸体

对病人的尸体用0.5%过氧乙酸溶液浸湿的布单严密包裹后尽快火化。《传染病防治法》第28条规定，患鼠疫、霍乱和炭疽死亡的，必须将尸体立即消毒，就近火化。患其他传染病死亡的，必要时，应当将尸体消毒后火化或者按照规定深埋。原卫生部、民政部《关于做好传染性非典型肺炎病人遗体处理和丧葬活动的紧急通知》规定：①对死于传染性非典型肺炎病人的遗体要本着就近原则，及时、就地火化，不得转运，不得采用埋葬等其他方式处理遗体。②传染性非典型肺炎病人死后，不得举行遗体告别仪式和利用遗体进行其他形式的丧葬活动。③回民等少数民族因传染性非典型肺炎死亡的遗体处理，按照《传染病防治法》的规定，遗体必须就地火化。火化后的骨灰可按照民族习俗进行安置。④在华外国人及港澳台人士因传染性非典型肺炎在境死亡的，按照《传染病防治法》的规定，其遗体必须就地火化。火化后的骨灰可按死者家属的意愿实施外运。

11.运输工具

车、船外表面和空间，可用0.5%过氧乙酸溶液或有效氯为10000mg/L的含氯消毒剂溶液喷洒至表面湿润，作用60分钟。密封空间，可用过氧乙酸溶液熏蒸消毒。对细菌繁殖体的污染，每立方米用15%过氧乙酸7mL（1g/m³），对密闭空间还可用2%过氧乙酸进行气溶胶喷雾，用量为8mL/m³，作用60分钟。

12.垃圾

可燃物质尽量焚烧，也可喷洒10000mg/L有效氯含氯消毒剂溶液，作用60分钟以上。消毒后深埋。

13.疫点的生活污水

应尽量集中在缸、桶中进行消毒。每10L污水加入有效氯为10000mg/L的含氯消毒溶液10mL，或加漂白粉4g。混匀后作用1.5~2小时，余氯≥6.5mg/L时即可排放。

《传染病防治法》第17条规定，被甲类传染病病原体污染的污水、污物、粪便，有关单位和个人必须在卫生防疫机构的指导监督下进行严密消毒后处理；拒绝消毒处理的，当地政府可以采取强制措施。由于受非典病人污染的污水、污物、粪便等具有很强的传染性，因此，必须在进行严密消毒后及时进行处理。为此，原国家环保总局于2003年4月30日发布了《"SARS"病毒污染的污水应急处理技术方案》和《"SARS"病毒污染的废弃物应急处理处置技术方案》，就有关受非典病人污染的污水、污物、粪便的处理做出了明确规定。

三、隔离防护措施

工作人员在工作中要注意个人防护，必须穿着防护服，严格遵守操作规程和消毒制度，以防受到感染。

（1）疑似病人有条件应分室留观，以防交叉感染。

（2）专用诊室门口、相对清洁区和污染区之间需设置浸有0.5%过氧乙酸或1000mg/L有效氯消毒剂的脚垫，并保持脚垫湿润。

（3）室应通风良好，备有紫外线、气溶胶喷雾器或静电吸附式空气消毒设备，并进行常规空气、物体表面、地面消毒，每日2~3次。采用静电吸附式空气消毒设备可连续进行空气消毒。

（4）非典型肺炎病区必须独立设置，与其他病区分隔无交叉，并保持一定距离。专用病区应分相对清洁区、半污染区、污染区；应保证清洁区不受污染，控制半污染区少受污染，局限污染区就地消毒。各区域医护人员着装、物品管理必须符合要求。

（5）污染区着装要求：医护人员进入病室操作，必须加穿隔离衣、戴防护镜和防毒面具、换长靴或穿鞋套。离开病室要立即脱去手套和隔离衣，隔离衣和手套均一次性使用，隔离衣用后污染面朝里直接投入污染端的污衣袋，手套置入医用垃圾袋。摘防护镜和防毒面具、外层口罩，并洗手或用消毒剂消毒双手。

鼠疫

鼠疫是以鼠疫杆菌借鼠蚤传播为主的烈性传染病，系广泛流行于野生啮齿动物间的一种自然疫源性疾病。因为鼠疫的传播途径除跳蚤叮咬外，还可经直接接触和空气飞沫传播，故消毒在其预防中具有重要意义。

一、消毒方法

（1）对室地面、墙壁和门窗及暴露的用具；室空气；衣物、被褥；病人排泄物、呕吐物和分泌物及其容器；餐饮具、食物；交通、运输工具；家用物品、家具和玩具；纸、书报等可按严重急性呼吸综合征（SARS）消毒方法中1~8、11所列方法进行消毒。

（2）对手与皮肤的消毒可按严重急性呼吸综合征（SARS）消毒方法中9所列方法进行消毒。

（3）病人尸体的处理可按严重急性呼吸综合征（SARS）消毒方法中10所列方法进行消毒。

（4）动物尸体：一经发现立即深埋或焚烧，并应向死亡动物周围喷洒漂白粉。

（5）防鼠灭鼠和防蚤灭蚤的方法参考有关规定。

（6）常用过氧乙酸或含氯消毒剂进行消毒。有时，也可使用其他中、低效消毒剂进行消毒。

二、隔离防护措施

参加鼠疫消毒的工作人员在工作中要注意个人防护，必须穿着防鼠疫服，严格遵守操作规程和消毒制度，以防受到感染。必要时，可口服抗生素预防。在流行地区从事高危职业者及接触鼠疫杆菌的实验室工作人员应考虑使用甲醛灭活的全菌菌苗，每6个月重复接种一次。

在进行消毒工作后，仍戴着手套在0.2%过氧乙酸溶液中浸洗双手3分钟，穿着长筒靴站入盛有0.2%过氧乙酸溶液深度为30~40cm的药槽中3~5分钟。然后，戴着手套脱下罩衫浸入0.2%过氧乙酸溶液中，取下防护镜浸入75%酒精中，解下口罩与头巾浸于0.2%过氧乙酸溶液中。最后，脱下胶靴、手套，再脱下连身服，用刺激性较轻微的消毒剂进行手的消毒。

霍乱

霍乱是由霍乱弧菌所致的烈性肠道传染病，病人与带菌者均为霍乱的传染源。霍乱弧菌现有古典生物型、爱尔托生物型和O-139弧菌。霍乱的3型病原菌对常用消毒剂及各种物理消毒方法均敏感。

一、消毒方法

（1）对室地面、墙壁和门窗及暴露的用具；衣物、被褥；病人排泄物、呕吐物和分泌物及其容器；餐饮具、食物；交通、运输工具；家用物品、家具和玩具；纸、书报；厕所、垃圾和污水等可按严重急性呼吸综合征（SARS）消毒方法中1、3~8、11~13所列方法进行消毒。

（2）对手与皮肤的消毒可按严重急性呼吸综合征（SARS）消毒方法中9所列方法进行消毒。

（3）病人尸体的处理可按严重急性呼吸综合征（SARS）消毒方法中10所列方法进行消毒。

（4）水的消毒：应加强对集中式给水的自来水厂管理，确保供水安全；对井水消毒可采用直接投加漂白粉消毒法和持续加漂白粉法。

（5）主要采用过氧乙酸与含氯消毒剂进行消毒。有时，也可使用其他中、低效消毒剂进行消毒。

（6）在消毒的同时应开展防蝇灭蝇及灭蟑螂的工作，具体方法参考有关规定。

二、隔离防护措施

（1）控制传染源：及时检出病人，尽早予以隔离治疗。对密切接触者应严密检疫，进行粪便检查和药物治疗。

（2）切断传播途径：加强饮水消毒和食品管理，对病人和带菌者的排泄物进行彻底消毒。此外应消灭苍蝇等传播媒介。

（3）提高人体免疫力：目前国外应用基因工程技术制成并试用的有多种菌苗，现仍在扩大试用，其中包括：B亚单位-全菌体菌苗（BS-WC）、减毒口服活菌苗CVD103-HgR。

伤寒

主要传染源是病人和带菌者。传播途径主要通过污染的食物、水经口感染。伤寒杆菌在自然界中的生活力较强，在水中一般可存活2~3周，在粪便中能维持1~2个月，能耐低温，在冰冻环境中可持续数月，但对光、热、干燥及消毒剂的抵抗力较弱，日光直射数小时即死，加热至60℃经30分钟或煮沸后立即死亡，在3%苯酚中5分钟即被杀死，消毒饮水余氯达0.2~0.4mg/L可迅速致死。

一、消毒方法

同霍乱消毒方法。

二、隔离防护措施

同霍乱隔离防护措施（1）、（2）。

流行性出血热

出血热具有多宿主性，在我国主要传染源有野栖为主的黑线姬鼠和家栖为主的褐家鼠，通常病人成为传染源的情况很少。出血热可经鼠咬或蚤、蚊叮咬传播，也可垂直传播，还可经感染动物的排泄物、分泌物和血污染空气、尘埃、食物和水后再经呼吸道、消化道、伤口接触感染给人。

一、消毒方法

（1）对发热期病人的排泄物、呕吐物和分泌物及其容器；衣物、被褥；餐饮具；家用物品、家具和玩具；室空气和污染食物等可按严重急性呼吸综合征（SARS）消毒方法中1~8所列方法进行消毒。

（2）疫点室、庭院，有鼠隐蔽、栖息场所的地面和杂物堆，用10000mg/L有效氯含氯消毒剂或0.5%过氧乙酸，按100~200mL/m^{2}喷洒消毒。

（3）对发热期病人和疫鼠的排泄物、分泌物、血及其污染物污染伤口；或被鼠咬伤的伤口，用0.5%碘伏消毒。

（4）搜集的鼠尸和染疫的实验动物，应就近火焚，或掩埋地下。

二、隔离防护措施

（1）注意个人防护：在疫区不直接用手接触鼠类及其排泄物，不坐卧草堆，工作时防止皮肤破伤，破伤后要消毒包扎。在野外工作时，要穿袜子，扎紧裤腿、袖口，以防螨类叮咬。

（2）加强食品卫生：做好食品卫生、食具消毒、食物保藏等工作，要防止鼠类排泄物污染食品和食具。

（3）灭鼠和防鼠：灭鼠是防止本病流行的关键，在流行地区要大力组织群众，在规定的时间同时进行灭鼠。灭鼠时机应选择在本病流行高峰（5~6月和10~12月）前进行。春季应着重灭家鼠，初冬应着重灭野鼠。

（4）灭螨、防螨：要保持屋内清洁、通风和干燥，经常用敌敌畏等有机磷杀虫剂喷洒灭螨。

流行性脑脊髓膜炎

流行性脑脊髓膜炎是由脑膜炎双球菌引起的化脓性脑膜炎。人为本病唯一的传染源，病原菌存在于带菌者或病人的鼻咽部。带菌时间超过3个月以上者，称慢性带菌者，所带多为耐药菌株，常存在于带菌者鼻咽部深层淋巴组织。带菌者对周围人群的危险性大于病人。病原菌借飞沫直接由空气传播。

一、消毒方法

（1）对室地面、墙壁和门窗及暴露的用具，室空气，衣物、被褥，病人排泄物、呕吐物和分泌物及其容器，餐饮具、食物，交通、运输工具，家用物品、家具和玩具，纸、书报等可按严重急性呼吸综合征（SARS）消毒方法中1~8、11所列方法进行消毒。

（2）对手与皮肤的消毒可按严重急性呼吸综合征（SARS）消毒方法中9所列方法进行消毒。

（3）常用过氧乙酸或含氯消毒剂进行消毒。有时，也可使用其他中、低效消毒剂进行消毒。

二、隔离防护措施

同严重急性呼吸综合征（SARS）等呼吸道传染病隔离防护措施。

结核

结核病是由结核分枝杆菌引起的慢性传染病，结核菌对外界抵抗力较强，在阴湿处能生存5个月以上；但在曝晒2小时，5%~12%甲酚皂（来）溶液接触2~12小时，70%酒精接触2分钟，或煮沸1分钟，即可被杀灭。最简便的灭菌方法是直接焚毁带有病菌的痰纸。呼吸道感染是肺结核的主要感染途径，飞沫感染为最常见的方式。传染源主要是排菌的肺结核病人（尤其是痰涂片阳性、未经治疗者）的痰液。感染的次要途径是经消化道进入人体。其他感染途径，如经皮肤、泌尿生殖系统等，均很少见。

一、消毒方法

（1）对室地面、墙壁和门窗及暴露的用具，衣物、被褥，病人排泄物、呕吐物和分泌物及其容器，餐饮具、食物，交通、运输工具，家用物品、家具和玩具，纸、书报，厕所、垃圾和污水等进行消毒。

（2）对痰及口鼻分泌物，用纸盒、纸袋盛装后焚烧，或加入等量1%过氧乙酸作用30~60分钟。

（3）结核杆菌对消毒剂抵抗力较强，故在消毒中只能使用高、中效消毒剂。

二、隔离防护措施

同严重急性呼吸综合征（SARS）等呼吸道传染病隔离防护措施。

流行性感冒

流行性感冒（简称流感）是由流感病毒引起的急性呼吸道传染病，病原体为甲、乙、丙三型流行性感冒病毒，通过飞沫传播，流感病毒、尤以甲型，极易变异，往往造成暴发、流行或大流行。病人是主要传染源，自潜伏期末即可传染，病初2~3日传染性最强，体温正常后很少带毒，排毒时间可长达病后7天。主要通过空气飞沫传播，病毒存在于病人或隐性感染者（被感染者无明显症状和体征，或称亚临床感染者）的呼吸道分泌物中，通过说话、咳嗽或喷嚏等方式散播至空气中，并保持30分钟，易感者吸入后即能感染。通过污染食具或玩具的接触，也可起传播作用。

一、消毒方法

（1）对室空气；病人分泌物；餐饮具、食物；家用物品、家具和玩具等可按严重急性呼吸综合征（SARS）消毒方法中2、4、5、6、8所列方法进行消毒。

（2）主要采用过氧乙酸与含氯消毒剂进行消毒。有时，也可使用其他中、低效消毒剂进行消毒。

二、隔离防护措施

同严重急性呼吸综合征（SARS）等呼吸道传染病隔离防护措施。

麻疹

麻疹是由麻疹病毒引起的急性呼吸道传染病。本病传染性极强，在人口密集而未普种疫苗的地区易发生流行。麻疹病毒属副黏液病毒，热、紫外线和乙醚、氯仿等脂溶剂可将病毒杀灭；过酸或过碱均可使之灭活。加热56℃15~30分钟即可灭活，能耐受干燥和寒冷，在-70℃可保存活力5年以上，冰冻干燥可保存20年。因其在体外生存力弱，故当病人离室，房间开窗通风半小时后，即无传染性。

一、消毒方法

（1）对室地面、墙壁和门窗及暴露的用具，衣物、被褥，病人排泄物、呕吐物和分泌物及其容器，餐饮具、食物，交通、运输工具，家用物品、家具和玩具，纸、书报；厕所、垃圾和污水等可按严重急性呼吸综合征（SARS）消毒方法中1、3~8、11~13所列方法进行消毒。

（2）对手与皮肤的消毒可按严重急性呼吸综合征（SARS）消毒方法中9所列方法进行消毒。

（3）主要采用过氧乙酸与含氯消毒剂进行消毒。有时，也可使用其他中、低效消毒剂进行消毒。

二、隔离防护措施

同严重急性呼吸综合征（SARS）等呼吸道传染病隔离防护措施。

登革热

登革热是由登革病毒引起，经蚊传播的急性传染病。登革病毒易被乙醚、紫外线照射或40~45℃约半小时均可灭活。病人和隐性感染者为主要传染源。从发病前1天至发病后5天传染性最强。流行有一定的季节性，一般在每年的5~11月，高峰在7~9月。

一、消毒方法

（1）对地面、墙壁；衣物、被褥；餐饮具等可按严重急性呼吸综合征（SARS）消毒方法中1、3、5所列方法进行消毒。

（2）对手与皮肤的消毒可按严重急性呼吸综合征（SARS）消毒方法中9所列方法进行消毒。

（3）在消毒的同时，应对环境进行灭蚊。

二、隔离防护措施

注意个人防护，防止伊蚊叮咬。灭蚊、防蚊是预防登革热的主要措施。灭蚊主要在于消灭蚊虫孳生地，伊蚊常在小积水中产卵孳生。如对盆缸、罐、岩洞等进行翻盆、倒缺罐，填平洼地、疏通沟渠等。喷洒各种有机磷杀虫剂，把蚊虫的密度降到最低水平。

传染病诊断标准与治疗

传染病（Infectious Diseases）是由各种病原体引起的能在人与人、动物与动物或人与动物之间相互传播的一类疾病。病原体中大部分是微生物，小部分为寄生虫，寄生虫引起者又称寄生虫病。有些传染病，防疫部门必须及时掌握其发病情况，及时采取对策，因此发现后应按规定时间及时向当地防疫部门报告，称为法定传染病。中国的法定传染病有甲、乙、丙3类，共35种。

甲类传染病：鼠疫、霍乱。

乙类传染病：病毒性肝炎、细菌性和阿米巴性痢疾、伤寒和副伤寒、艾滋病、淋病、梅毒、脊髓灰质炎、麻疹、百日咳、白喉、流行性脑脊髓膜炎、猩红热、流行性出血热、狂犬病、钩端螺旋体病、布鲁菌病、炭疽、流行性和地方性斑疹伤寒、流行性乙型脑炎、黑热病、疟疾、登革热。

丙类传染病：肺结核、血吸虫病、丝虫病、包虫病、麻风病、流行性感冒、流行性腮腺炎、风疹、新生儿破伤风、急性出血性结膜炎及除霍乱、痢疾、伤寒和副伤寒以外的感染性腹泻。

甲类传染病

鼠疫

鼠疫是以鼠疫耶尔森菌借鼠蚤传播为主的烈性传染病，系广泛流行于野生啮齿类动物间的一种自然疫源性疾病，临床主要表现为高热、淋巴结肿痛、出血倾向、肺部炎症等。鼠疫传染性强，如果不治疗，病死率达30%~60%。

一、疑似病例

起病前10日内，曾到过鼠疫动物病流行区或有接触鼠疫疫源动物及其制品，鼠疫病人或鼠疫菌培养物的历史。突然发病，病情迅速恶化的高热病人，具有下列症候群之一者，应考虑为疑似病例。

（1）急性淋巴结肿胀，剧烈疼痛，出现被迫性体位。

（2）呼吸困难，咳血性痰。

（3）具有毒血症候、迅速虚脱。

（4）伴有重度中毒症候的其他症候群。

（5）在没有接种过鼠疫菌苗的病人血清中，被动血凝试验1∶20以上滴度的抗鼠疫杆菌EI抗体，或用其他经国家级单位认可（确定）的试验方法检测达到诊断标准的，亦应做出疑似病例的追溯诊断。

二、确诊病例

（1）在疑似病人或尸体材料中检出具有毒力的鼠疫杆菌，是确诊首例鼠疫病人的唯一依据。

（2）当一起人间鼠疫已经确诊后，在病人或尸体材料中检出鼠疫杆菌的FI抗原或血清FI抗体升高4倍以上，亦可对续发病例做出确诊。

（3）实验确诊：疑似病例加（1）或（2）项。

三、治疗与护理

凡确诊或疑似鼠疫病人，均应迅速组织严密的隔离，就地治疗，不宜转送。隔离到症状消失、血液、局部分泌物或痰培养（每3日1次）3次阴性，肺鼠疫6次阴性。

1.一般治疗及护理

（1）严格的隔离消毒：病人应严格隔离于隔离病院或隔离病区，病区内必须做到无鼠无蚤。入院时对病人做好卫生处理（更衣、灭蚤及消毒）。病区、室内定期进行消毒，病人排泄物和分泌物应用漂白粉或来苏液彻底消毒。工作人员在护理和诊治病人时应穿连衣裤的"五紧"防护服，戴棉花纱布口罩，穿第筒胶鞋，戴薄胶手套及防护眼镜。

（2）饮食与补液：急性期应给病人流质饮食，并供应充分液体，或予葡萄糖、生理盐水静脉滴注，以利毒素排泄。

（3）护理：严格遵守隔离制度，做好护理工作，消除病人顾虑，达到安静休息的目的。

2.病原治疗

治疗原则是早期、联合、足量、应用敏感的抗菌药物。

（1）链霉素：为治疗各型鼠疫特效药。成人首剂量1g，以后每次0.5g，每4小时1次，肌内注射，1~2天后改为每6小时1次。小儿20~40mg/（kg·d），新生儿10~20mg/（kg·d），分4次肌内注射。对严重病例应加大剂量，最初2日，每日1g，继以每日2g，分4次肌内注射。链霉素可与磺胺类或四环素等联合应用，以提高疗效。疗程一般7~10

天，甚者用至15天。

（2）庆大霉素：每日32万U，分次稀释后静脉滴注，持续7~10天。

（3）四环素：对链霉素耐药时可使用。轻症者最初2日，每日2~4g，分次口服，以后每日2g；严重者宜静脉滴注，第1次0.75~1g，每日2~3g，病情好转后改为口服。疗程7~10天。

（4）氯霉素：每日~4g，分次静脉滴入或口服，退热后减半，疗程5~6天。对小儿及孕妇慎用。

（5）磺胺嘧啶：首剂5g，4小时后2g，以后每4小时1g，与等量碳酸氢钠同服，用至体温正常3日为止。不能口服者，可静脉注射。磺胺只对腺鼠疫有效，严重病例不宜单独使用。

3.对症治疗

烦躁不安或疼痛者用镇静止痛剂。注意保护心肺功能，有心力衰竭或休克者，及时强心和抗休克治疗；有弥散性血管内凝血（DIC）者采用肝素抗凝疗法；中毒症状严重者可适当使用肾上腺皮质激素。对腺鼠疫淋巴结肿，可用湿热敷或红外线照射，未化脓切勿切开，以免引起全身播散。结膜炎可用0.25%氯霉素滴眼，一日数次。

霍乱

霍乱是因摄入的食物或水受到霍乱弧菌污染而引起的一种急性腹泻性传染病。每年，估计有300万~500万霍乱病例，另有10万~12万人死亡。病发高峰期在夏季，能在数小时内造成腹泻脱水甚至死亡。

一、疑似病例

具有下列项目之一者：

（1）凡有典型临床症状：如剧烈腹泻，水样便（黄水样、清水样、米泔样或血水样），伴有呕吐，迅速出现严重脱水、循环衰竭及肌肉痉挛（特别是腓肠肌）的首发病例，在病原学检查尚未肯定前。

（2）霍乱流行期间有明确接触史（如同餐、同住或护理者等），并发生泻吐症状，而无其他原因可查者。

二、确诊病例

（1）凡有腹泻症状，粪便培养霍乱弧菌阳性。

（2）霍乱流行期间的疫区内，凡有霍乱典型症状（见疑似病例项目之一），粪便培养霍乱弧菌阴性，但无其他原因可查。

（3）在流行期间的疫区内有腹泻症状，做双份血清抗体效价测定，如血清凝集试验呈4倍以上或杀弧菌抗体测定呈8倍以上增长者。

（4）在疫源检查中，首次粪便培养阳性前后各5天内，有腹泻症状者可诊断为轻型病人。

临床诊断：具备（2）项。

实验确诊：具备（1）或（3）或（4）项。

三、治疗与护理

本病的处理原则是严格隔离，迅速补充水及电解质，纠正酸中毒，辅以抗菌治疗及对症处理。

1.一般治疗与护理

（1）按消化道传染病严密隔离：隔离至症状消失6天后，粪便弧菌连续3次阴性为止，方可解除隔离，病人用物及排泄物需严格消毒，病区工作人员须严格遵守消毒隔离制度，以防交叉感染。

（2）休息：重型病人绝对卧床休息至症状好转。

（3）饮食：剧烈泻吐者暂停饮食，待呕吐停止、腹泻缓解可给流质饮食，在病人可耐受的情况下缓慢增加饮食。

（4）水分的补充：为霍乱的基础治疗，轻型病人可口服补液，重型病人需静脉补液，待症状好转后改为口服补液。

（5）标本采集：病人入院后立即采集呕吐物的粪便标本，送常规检查及细菌培养，注意标本采集后要立即送检。

（6）密切观察病情变化：每4小时测生命体征1次，准确纪录出入量，注明大小便次数、量和性状。

2.输液治疗

输液治疗原则：早期、迅速、适量，先盐后糖，先快后慢，纠酸补钙，见尿补钾。

3.对症治疗与护理

（1）频繁呕吐者可给阿托品。

（2）剧烈腹泻者可酌情使用肾上腺皮质激素。

（3）肌肉痉挛可静脉缓注10%葡萄糖酸钙，热敷、按摩。

（4）周围循环衰竭者在大量补液纠正酸中毒后，血压仍不回升者，可用间羟胺或多巴胺药物。

（5）尿毒症者应严格控制体入量，禁止蛋白质饮食，加强口腔及皮肤护理，必要时用透析疗法。

4.病因治疗与护理

四环素有缩短疗程、减轻腹泻及缩短粪便排菌时间、减少带菌现象，可静脉滴注，直至病情好转，也可用多西环素、复方新诺明、吡哌酸等药治疗。

四、注意事项

本病常见的并发症有酸中毒、尿毒症、心力衰竭、肺水肿和低钾综合征等。

乙类传染病

病毒性肝炎

病毒性肝炎是由多种肝炎病毒引起的以肝脏病变为主的一种传染病。临床上以食欲减退、恶心、上腹部不适、肝区痛、乏力为主要表现。部分病人可有黄疸发热和肝大伴有肝功能损害。有些病人可慢性化，甚至发展成肝硬化，少数可发展为肝癌。

一、疑似病例

具有下列项目之一者：

（1）最近出现食欲减退，恶心、厌油、乏力、巩膜黄染、茶色尿、肝脏肿大、肝区痛、乏力等，不能排除其他疾病者。

（2）血清ALT反复升高而不能以其他原因解释者。

（一）甲型肝炎（HA）

（1）病人发病前1个月左右（2~6周），曾接触过甲型肝炎病人，或到过甲型肝炎暴发点工作、旅行，并进食，或直接来自流行点。

（2）血清ALT升高。

（3）血清抗–HAVIgM阳性。

（4）急性期恢复期双份血清抗HAVIgG滴度呈四倍升高。

（5）免疫电镜在粪便中见到27nm甲肝病毒颗粒。

临床诊断：疑似病例加（1）、（2）两项。

实验确诊：疑似病例加（3）、（4）、（5）中任何1项。

（二）乙型肝炎（HB）

（1）半年内接受过血及血制品治疗，或有任何医疗性损伤如：不洁的注射、针灸、穿刺、手术等，或与乙型肝炎病人或乙型肝炎病毒携带者有密切接触。

（2）血清ALT升高。

（3）血清HBsAg阳性伴抗–HBcIgM阳性（≥1∶1000）或HBV–DNA阳性。

临床诊断：疑似病例加（1）、（2）两项。

实验确诊：疑似病例加（3）项。

（三）其他型肝炎

1.丙型肝炎（非肠道传播型非甲非乙型肝炎之一）（HC）

（1）半年内接受过血及血制品治疗，或有任何医疗性损伤。

（2）血清ALT升高。

（3）用排除法不符合甲、乙、戊型肝炎，CMV、EBV感染。

（4）血清抗—HCVIgM阳性。

临床诊断：疑似病例加（2）、（3）项，参考（1）项。

实验确诊：疑似病例加（4）项。

2.丁型肝炎（HD）

（1）病人必须是乙型肝炎病人，或乙型肝炎病毒携带者。

（2）血清ALT异常，或呈二次肝功能损伤加重。

（3）血清抗–HDVIgM阳性或HDAg或HDVCDNA杂交阳性。

（4）肝组织中HDAg阳性或HDVCDNA杂交阳性。

实验确诊：疑似病例加（1）、（2）加（3）或（4）项。

3.戊型肝炎（肠道传播型非甲非乙型肝炎）（HE）

（1）发病前2个月，曾接触过戊型肝炎病人，或到过戊型肝炎暴发点工作、旅行，并进食，或聚餐。

（2）血清ALT升高。

（3）血清抗–HCVIgM阳性

（4）免疫电镜在粪便中见到30~32nm病毒颗粒。

（5）用排除法不符合甲、乙型肝炎，CMV、EBV感染。

临床诊断：疑似病例加（2）、（5）两项，参考（1）项。

实验确诊：符合临床诊断加（3）、（4）中任1项。

注：凡先后感染两种肝炎者只报后者，凡同时感染两种肝炎者按型分别上报。

二、治疗

病毒性肝炎目前尚无可靠而满意的抗病毒药物治疗。一般采用综合疗法，以适当休息和合理营养为主，根据不同病情给予适当的药物辅助治疗，同时避免饮酒、使用肝毒性药物及其他对肝脏不利的因素。

（一）急性肝炎

多为自限性疾病。若能在早期得到及时休息、合理营养及一般支持疗法，大多数病例能在3~6个月内临床治愈。

1.休息

发病早期必须卧床休息，至症状明显减轻、黄疸消退、肝功能明显好转后，可逐渐增加活动量，以不引起疲劳及肝功能波动为度。在症状消失、肝功能正常后，再经1~3个月的休息观察，可逐步恢复工作，但仍应定期复查1~2年。

2.营养

发病早期宜给予易消化，适合病人口味的清淡饮食，但应注意含有适量的热量、蛋白质和维生素，并补充维生素C和B族维生素等。若病人食欲不振，进食过少，可由静脉补充葡萄糖液及维生素C。食欲好转后，应给予含有足够蛋白质、碳水化合物及适量脂肪的饮食，不强调高糖低脂饮食，不宜摄食过多。

3.中药治疗

可因地制宜，采用中草药治疗或中药方剂辨证治疗。急性肝炎的治疗应清热利湿、芳香化浊、调气活血。热偏重者可用茵陈蒿汤、栀子柏皮汤加减，或龙胆草、板蓝根、金钱草、金银花等煎服；湿偏重者可用茵陈四苓散、三仁汤加减。淤胆型肝炎多与湿热淤胆、肝胆失泄有关，在清热解毒利湿的基础上，重用消淤利胆法，如赤芍、黛矾、硝矾散等。

（二）慢性肝炎

应采用中西医结合治疗。

1.休息

在病情活动期应适当卧床休息；病情好转后应注意动静结合；至静止期可从事轻工作；症状消失，肝功能恢复正常达3个月以上者，可恢复正常工作，但应避免过劳，且须定期复查。

2.营养

应进高蛋白饮食；热量摄入不宜过高，以防发生脂肪肝；也不宜食过量的糖，以免导致糖尿病。

3.抗病毒药物治疗

（1）α-干扰素：能阻止病毒在宿主肝细胞内复制，且具有免疫调节作用。治疗剂量每日不应低于100万U，皮下或肌内注射每日1次，亦有隔日注射1次者。疗程3~6个月。可使约1/3病人血清HBV DNA阴转，HBeAg阳性转为抗HBe阳性，HBV DNA聚合酶活力下降，HCV RNA转阴，但停药后部分病例以上血清指标又逆转。早期，大剂量，长疗程干扰素治疗可提高疗效。副作用有发热、低血压、恶心、腹泻、肌痛乏力等，可在治疗初期出现，亦可发生暂时性脱发、粒细胞减少，血小板减少，贫血等，但停药后可迅速恢复。

（2）干扰素诱导剂：聚肌苷酸（聚肌胞。Peoly I：C）在体内可通过诱生干扰素而阻断病毒复制，但诱生干扰素的能力较低。一般用量为2~4mg肌内注射，每周2次，3~6个月为一疗程；亦有采用大剂量（每次10~40mg）静泳滴注，每周2次者。对HbeAg近期转阴率似有一定作用。无副作用。近又合成新药Ampligen（Poly I：C·12U）是一种作用较聚肌胞强大的干扰素诱生剂。

（3）阿糖腺苷（Ara-A）及单磷酸阿糖腺苷（Ara-AMP）：主要能抑制病毒的DNA聚合酶及核苷酸还原酶活力，从而阻断HBV的复制，抗病毒作用较强但较短暂，停药后有反跳。Ara-A不溶于水，常用剂量为每日10~15mg/kg，稀释于葡萄液1000mL内，缓慢静脉滴注12小时，连用2~8周，副作用为发热、不适、纳差、恶心、呕吐、腹胀、全身肌肉及关节痛、血小板减少等。

单磷酸阿糖腺苷易溶于水，常用剂量为每日5~10mg/kg，分2次肌内注射，连续3~5周，或每日5mg/kg，分2次肌内注射，连续8周。可使血清HBV DAN转阴，DNA聚合酶转阴，HBsAg滴度下降，HBeAg转为抗-Hbe。本品亦可静脉滴注。大剂量可产生发热、不适、下肢肌肉痉痛、血小板减少等副作用。

（4）无环鸟苷（Acyclovir）及6-脱氧无环鸟苷：选择性抑制病毒DNA聚合酶，有较强的抗病毒活动，对人体的毒性较低。剂量为每日10~45mg/kg静脉滴注，7~14日为一疗程。有部分抑制病毒复制作用。大剂量可引起肾功能损害、静脉炎、嗜睡、谵妄、皮疹、ALT增高等。

6-脱氧无环鸟苷口服吸收良好，可长期服用。

（5）其他抗病毒药物：利巴韦林、膦甲酸钠等，均在试用中。

（6）抗病毒药物联合治疗：如α-干扰素与单磷酸阿糖腺苷联合使用，有协同抗病毒作用，可增疗效，但毒性亦增大，α-干扰素与无环鸟苷、脱氧无环鸟苷，或与γ-干扰素联合应用，均可增强疗效。

（7）α-干扰素加泼尼松冲击疗法：在干扰素治疗前，先给予短程（6周）泼尼松，可提高病人对抗病毒治疗的敏感性，从而增强疗效。但在突然撤停泼尼松时，有激发严重肝坏死的危险。

4.中医中药治疗

（1）中医辨证论治：治疗原则为祛邪、补虚及调理阴阳气血。湿热未尽者可参照急性肝炎治疗；肝郁脾虚者宜疏肝健脾，用逍遥散加减；肝肾阴虚者宜滋补肝肾，用一贯煎加减；脾肾阳虚者宜补脾肾，用四君子汤合金匮肾气丸等；气阴两虚者宜气阴两补，用人参养荣汤加减；气滞血瘀者宜调气养血，活血化瘀，用鳖甲煎丸加减。

（2）促进肝组织修复，改善肝功能，抗肝纤维化的中药治疗。

①ALT升高长期不降者：湿热偏重者可选用垂盆草、山豆根及其制剂；湿热不显者可选用五味子制剂。在酶值降至正常后应该逐步减量，继续治疗2~3个月后停药，以防反跳。丹参和毛冬青有活血化瘀作用，与上述药物合用可提高疗效。

②改善蛋白代谢：以益气养血滋阴为主，可选用人参、黄芪、当归、灵芝、冬虫夏草及当归丸、乌鸡白凤丸、河车大造丸等。

③抗肝纤维化：以活血化瘀软坚为主，可选用桃红、红花、丹参、参三七、百合、山慈菇、柴胡、鳖甲、䗪虫等。

5.免疫调节疗法

可选用以下制剂。

（1）特异性免疫核糖核酸：能传递特异性细胞免疫与体液免疫。剂量为每次2~4mg，每周2次，注射于上臂内侧或腹股沟淋巴结远侧皮下，3~6个月为一疗程。

（2）特异性转因子：能增强特异性细胞免疫。剂量为每次2~4单位，每周2~3次，注射部位同上。

（3）普通转移因子：有增强细胞免疫功能及调节免疫功能的作用。剂量及注射部位与特异性转移因子相同。

（4）胸腺素（肽）：能提高细胞免疫功能及调节免疫系统。剂量每次10mg，每周2~3次，注射部位同上。

（5）其他：右旋儿茶素（四羟基黄烷醇）、左旋咪唑，中药人参、黄芪、灵芝等均可酌情采用。

6.免疫抑制疗法

用于自身免疫指标阳性或有肝外系统表现，而HBsAg阴性，且经其他治疗无效的慢性活动型肝炎，可用泼尼松龙、地塞米松、硫唑嘌呤等。

7.护肝药物

（1）维生素类：适量补充维生素C及B族维生素；维生素E有抗氧化、抗肝坏死作用，肝功障碍应予补充；凝血酶原时间延长者及黄疸病人应予维生素K。

（2）促进能量代谢的药物：如三磷酸腺苷、辅酶A、肌苷等。

（3）提高血清白蛋白、改善氨基酸代谢的药物：复方支链氨基酸注射液静脉滴注。

（4）促进肝细胞修复和再生的药物：胰高糖素（1mg）及普通胰岛素（10U）加于葡萄糖液内静脉滴注。

（5）其他：葡醛内酯、维丙胺、肝必复等可酌情选用。

（三）重型肝炎

应及早采取合理的综合措施，加强护理，密切观察病情变化，及时纠正各种严重紊乱，防止病情进一步恶化。

1.支持疗法

（1）严格卧床休息、精心护理，密切观察病情，防止继发感染。

（2）每日摄入热量维持在67~134kJ/kg。饮食中的蛋白质含量应严格限制（低于20g/d），昏迷者禁食蛋白质。给予足量的维生素（E、C、B族、K）并予高渗葡萄糖溶液静脉滴注，其中可加能量合剂和胰岛素。入液量及糖量不可过多，以防发生低血钾及脑水肿。有条件可输入新鲜血浆、白蛋白或新鲜血。注意液体出入量平衡，每日尿量一般以100mL左右为宜。

（3）维持电解质和酸碱平衡：根据临床和血液化验以确定电解质的补充量。低钾者每日应补钾3g以上，低钠可酌予生理盐水，不宜用高渗盐水纠正，使用利尿剂时注意防止发生低钾血症及碱中毒。

2.阻止肝细胞坏死，促使肝细胞再生

（1）胰高糖素—胰岛素（G-I）疗法：胰高糖素1mg及普通胰岛素10U，加于葡萄糖液内静脉滴注，每日1~2次。

（2）肝细胞再生因子静脉滴注或人胎肝细胞悬液静脉滴注，初步报告疗效较好。

（3）改善微循环：莨菪类药物有改善微循环障碍的作用，可采用东莨菪碱或山莨菪碱加于葡萄糖液内静脉滴注。丹参、低分子右旋糖酐亦有改善微循环的作用。

细菌性痢疾

细菌性痢疾简称菌痢，是志贺菌属（痢疾杆菌）引起的肠道传染病。志贺菌经消化道感染人体后，引起结肠黏膜的炎症和溃疡，并释放毒素入血。临床表现主要有发热、腹痛、腹泻、里急后重、黏液脓血便，同时伴有全身毒血症症状，严重者可引发感染性休克和（或）中毒性脑病。菌痢常年散发，夏秋多见，是我国的常见病、多发病。儿童和青壮年是高发人群。

一、疑似病例

腹泻，有脓血便或黏液便或水样便或稀便，或伴有里急后重症状，难以除外其他原因腹泻者。

二、确诊病例

（一）急性菌痢

（1）急性发作之腹泻（除外其他原因腹泻），伴发热、腹痛、里急后重、脓血便或

黏液便、左下腹有压痛。

（2）粪便镜检白细胞（脓细胞）每高倍（400倍）视野15个以上，可以看到少量红细胞。

（3）粪便细菌培养志贺菌属阳性。

临床诊断：具备（1）、（2）项。

实验确诊：具备（1）、（3）项。

（二）急性中毒性菌痢

（1）发病急、高热、呈全身中毒为主的症状。

（2）中枢神经系统症状：如惊厥、烦躁不安、嗜睡或昏迷；或有周围循环衰竭症状，如面色苍白、四肢厥冷、脉络速、血压下降或有呼吸衰竭症状。

（3）起病时胃肠道症状不明显，但用灌肠或肛门拭子采便检查可发现白细胞（脓细胞）。

（4）粪便细菌培养志贺菌属阳性。

临床诊断：具备（1）、（2）、（3）项。

实验确诊：具备（1）、（2）、（4）项。

（三）慢性菌痢

（1）过去有菌痢病史，多次典型或不典型腹泻2个月以上者。

（2）粪便有黏液脓性或间歇发生。

（3）粪便细菌培养志贺菌属阳性。

临床诊断：疑似病例加（1）或（2）项。

实验确诊：疑似病例加（1）或（2）加（3）项。

三、治疗

病人应予胃肠道隔离，除一般治疗外，可根据大便细菌培养及药物敏感试验选用适当的抗菌药物做病原治疗，如复方磺胺甲基异恶唑、氯霉素、庆大霉素及卡那霉素等。亦可应用氨苄西林或哌拉西林等。中毒性菌痢应予相应的抢救措施，如抗休克、冬眠药物和脱水药的应用等。慢性菌痢可采用保留灌肠的方法治疗。

（1）急性菌痢：应用抗生素和其他辅助药为主。

（2）急性中毒型菌痢：抗生素联用，积极治疗高热、惊厥、呼吸衰竭。

（3）慢性菌痢：抗菌药联用、加强支持治疗和合并症治疗的综合治疗。

（4）高热和惊厥的治疗：选用地西泮、苯巴比妥钠、复方盐酸氯丙嗪等。

（5）休克治疗：选用654-2或阿托品、低分子右旋糖酐、5%碳酸氢钠、多巴胺与间羟胺、毛花苷C、地塞米松等。

（6）呼吸衰竭治疗：选用20%甘露醇、地塞米松、尼可刹米或洛贝林等。

（7）DIC治疗：选用肝素等。

（8）中药治疗：黄连、生大蒜、白头翁汤等。

阿米巴痢疾

阿米巴肠病是由于溶组织阿米巴（痢疾阿米巴）寄生于结肠内，引起阿米巴痢疾或阿米巴结肠炎。痢疾阿米巴也是根足虫纲中最重要的致病种类，在一定条件下，并可扩延至肝、肺、脑、泌尿生殖系和其他部位，形成溃疡和脓肿。

一、疑似病例

起病稍缓，腹痛，腹泻，大便暗红色，带血、脓或黏液，或为稀糊状，有腥臭。

二、确诊病例

（1）粪便检查发现有包囊或小滋养体。

（2）粪便检查发现阿米巴大滋养体。

（3）乙状结肠镜检查，肠组织内查到阿米巴滋养体。

临床诊断：疑似病例加（1）项。

实验确诊：疑似病例加（2）或（3）项。

三、治疗

1. 一般治疗

急性期必须卧床休息，必要时给予输液。根据病情给予流质或半流质饮食。慢性病人应加强营养，以增强体质。

2. 病原治疗

（1）甲硝唑：对阿米巴滋养体有较强的杀灭作用且较安全，适用于肠内肠外各型的阿米巴病，为目前抗阿米巴病的首选药物。

（2）替硝唑：是硝基咪唑类化合物的衍生物。疗效与甲硝唑相似或更佳。

（3）依米丁：对组织内滋养体有较高的杀灭作用，但对肠腔内阿米巴无效。本药控制急性症状极有效，但根治率低，需要与卤化喹啉类药物等合量用药。本药毒性较大，幼儿、孕妇，有心血管及肾脏病者禁用。如需重复治疗，至少隔6周。

（4）卤化喹啉类：主要作用于肠腔内而不是组织内阿米巴滋养体。对轻型、排包囊者有效，对重型或慢性病人常与依米丁或甲硝唑联合应用。

（5）其他：二氯尼特、巴龙霉素、泛喹酮，以上3种药都作用于肠腔内阿米巴。

（6）中草药：鸦胆子、大蒜、白头翁等。

以上各种药物除甲硝唑外，往往需要2种或2种以上药物的联合应用，方能获得较好效果。

3.并发症的治疗

在积极有效的甲硝唑或依米丁治疗下，肠道并发症可得到缓解。暴发型病人有细菌混合感染，应加用抗生素。大量肠出血可输血。肠穿孔、腹膜炎等必须手术治疗者，应在甲硝唑和抗生素治疗下进行。

肠阿米巴病若及时治疗预后良好。如并发肠出血、肠穿孔和弥漫性腹膜炎以及有肝、肺、脑部转移性脓肿者，则预后较差。治疗后粪检原虫应持续6个月左右，以便及早发现可能的复发。

4.诊断性治疗

如临床上高度怀疑而经上述检查仍不能确诊时，可给予足量依米丁注射或口服泛喹酮、甲硝唑等治疗，如效果明显，亦可初步做出诊断。

伤寒和副伤寒

伤寒是由肠沙门菌肠亚种伤寒血清型引起的肠道传染病。副伤寒是由肠沙门菌肠亚种副伤寒甲或乙或丙血清型引起的一种和伤寒相似的疾病。副伤寒甲、乙的症状与伤寒相似，但一般病情较轻，病程较短，病死率较低。副伤寒丙的症状较为不同，可表现为轻型伤寒、急性胃肠炎或脓毒血症。伤寒和副伤寒可因水源和食物污染发生暴发流行。本病分布于我国各地，常年散发，以夏秋季最多。儿童、青壮年是高发人群。

一、疑似病例

在伤寒流行地区有持续性发热1周以上者。

二、确诊病例

（1）不能排除其他原因引起的持续性高热（热型为稽留热或弛张热）、畏寒、精神萎靡、无欲、头痛、食欲不振、腹胀、皮肤可出现玫瑰疹、脾大、相对缓脉。

（2）末梢血白细胞和嗜酸细胞减少。

（3）血、骨髓、尿、粪便培养分离到伤寒杆菌或副伤寒杆菌。

（4）血清特异性抗体阳性。"O"抗体凝集效价在1∶80以上，"H""A""B""B"抗体凝集效价在1∶160以上。急性期和恢复期血清抗体4倍升高。

临床诊断：疑似病例加（1）、（2）项。

实验确诊：疑似病例加（3）或（4）项。

三、治疗

1.应用抗生素

（1）对非耐药菌株感染血常规、肝肾功能正常者：可选用氯霉素、阿米卡星、氨苄西林、依诺沙星和其他辅助药物。

（2）对耐药菌株感染血常规、肝肾功能正常者：可选用氨苄青霉素、阿米卡星、依诺沙星或氧氟沙星和其他辅助药物。

（3）对妊娠合并伤寒，小儿伤寒，血常规低、肝肾功能不良者：可选用氨苄西林、头孢曲松、头孢拉定和其他辅助药物。

（4）对伤寒并发肠出血或肠穿孔者　应联用抗生素加强对症支援等综合治疗。

（5）对慢性带菌者　应选用有效抗菌药联用，药量足、疗程长有并发症者，应用特需药物进行治疗。

2.并发症治疗

（1）肠出血治疗：加强抗感染止血，出血量大输鲜血止血，无效可考虑手术。

（2）肠穿孔治疗：加强抗感染，纠正水、电解质紊乱，胃肠减压，根据具体情况选择手术。

艾滋病

艾滋病是一种危害性极大的传染病，由感染艾滋病病毒（HIV）引起。HIV是一种能攻击人体免疫系统的病毒。它把人体免疫系统中最重要的$CD4^+T$淋巴细胞作为主要攻击目标，大量破坏该细胞，使人体丧失免疫功能。因此，人体易于感染各种疾病，并可发生恶性肿瘤，病死率较高。HIV在人体内的潜伏期平均为8~9年，在艾滋病病毒潜伏期内，可以没有任何症状地生活和工作多年。

一、HIV 感染者

受检血清经初筛试验，如酶联免疫吸附试验、免疫酶法或间接免疫荧光试验等方法检查阳性，再经确诊试验如蛋白质印迹法等方法复核确诊者。

二、确诊病例

1.艾滋病病毒抗体阳性，又具有下述任何1项者，可为实验确诊艾滋病病人

（1）近期内（3~6个月）体重减轻10%以上，且持续发热达38℃1个月以上。

（2）近期内（3~6个月）体重减轻10%以上，且持续腹泻（每日达3-5次）1个月以上。

（3）卡氏肺囊虫肺炎（P+C+P+）。

（4）卡波济氏肉瘤（K+S+）。

（5）明显的霉菌或其他条件致病菌感染。

2.若抗体阳性者体重减轻、发热、腹泻症状接近上述第1项标准且具有以下任何一项时，可为实验确诊艾滋病病人

（1）CD4/CD8（辅助/抑制）淋巴细胞计数比值<1，CD4细胞计数下降。

（2）全身淋巴结肿大。

（3）明显的中枢神经系统占位性病变的症状和体征，出现痴呆、辨别能力丧失，或运动神经功能障碍。

三、治疗

目前尚无特效疗法。可试用以下方法。

1.抗病毒治疗

可试用叠氮脱氧胸苷、苏拉明、膦甲酸钠、利巴韦林、锑钨酸铵、α-干扰素、袢霉素等。目前国外唯一获准使用的为叠氮脱氧胸苷，本药为反转录酶抑制剂，可口服和静脉滴注，有延长寿命效果，且副作用较少。

2.重建或增强免疫功能

可用骨髓移植、同系淋巴细胞输注、胸腺植入等免疫重建疗法。亦可用白细胞介素-2、胸腺素、异丙肌苷等提高免疫功能。

3.合并症治疗

卡氏肺孢子虫肺炎可采用喷他脒或复方新诺明，或二药联合应用；隐孢子虫可用螺旋霉素；弓形体病可用乙胺嘧啶和磺胺类；鸟分枝杆菌病可用袢霉素与氯法齐明联合治疗；巨细胞病毒感染可用丙氧鸟苷；卡氏肉瘤可用阿霉素、长春新碱、博莱霉素等，亦可同时应用干扰素治疗。

4.中医中药

中医中药辨证论治及针灸治疗，可使病情有所好转，值得进一步研究。

淋病

淋病是淋病奈瑟菌（简称淋球菌）引起的以泌尿生殖系统化脓性感染为主要表现的性传播疾病。淋球菌为革兰阴性双球菌，离开人体不易生存，一般消毒剂容易将其杀灭。淋病多发生于性活跃的青年男女。

一、疑似病例

具备以下（1）、（2）项者：

（1）有婚外性行为或同性恋史或配偶感染或与已知淋病病人有性行为史。

（2）男性：有尿灼痛、尿急、尿频，尿道口红肿、溢脓（可并发前列腺炎、精囊炎、附睾炎）；女性：脓性白带增多，有腰痛、下腹痛、子宫颈红肿、宫颈外口糜烂、有脓性分泌物。可有前庭大腺部位红肿，有脓液自前庭大腺口溢出。可有尿急、尿频、尿痛及尿血，尿道口红肿，有脓性分泌物（或并发输卵管炎、盆腔炎）。

二、确诊病例

（1）男性尿道口、女性宫颈口涂片：多形核白细胞内找到革兰阴性双球菌。

（2）培养淋球菌阳性。

实验确诊：疑似病例男性或女性具备（1）或（2）项。

三、治疗

1.治疗原则

（1）尽早确诊，及时治疗：首先，患病后应尽早确立诊断，在确诊前不应随意治疗。其次，确诊后应立即治疗。

（2）明确临床类型：判断是否有合并症。明确临床分型对正确地指导治疗极其重要。

（3）明确有无耐药：明确是否耐青霉素、四环素等，有助于正确地指导治疗。

（4）明确是否合并衣原体或支原体感染：若合并衣原体或支原体感染时，应拟订联合药物治疗方案。

（5）正确、足量、规则、全面治疗：应选择对淋球菌最敏感的药物进行治疗。药量要充足，疗程要正规，用药方法要正确。

（6）严格考核疗效并追踪观察：应当严格掌握治愈标准，坚持疗效考核。只有达到治愈标准后，才能判断为痊愈，以防复发。治愈者应坚持定期复查。

（7）同时检查、治疗其性伴侣：病人夫妻或性伴侣双方应同时接受检查和治疗。

2.一般注意事项

未治愈前禁止性行为。注意休息，有合并症者须维持水、电解质、碳水化合物的平衡。注意阴部局部卫生。

3.全身疗法

对于无并发症淋病，如淋菌性尿道炎、宫颈炎、直肠炎，给予头孢曲松肌内注射，单次给药；或大观霉素肌内注射，单次给药；或头孢噻肟肌内注射，单次给药。次选方案为其他第三代头孢菌素类，如已证明其疗效较好，亦可选作替代药物。如果沙眼衣原体感染不能排除，加上抗沙眼衣原体感染药物。

对于有并发症淋病，如淋菌性附睾炎、精囊炎、前列腺炎，则采用头孢曲松肌内注射，每天1次，共10天；或大观霉素肌内注射，每天1次，共10天；或头孢噻肟肌内注射，每天1次，共10天。

梅毒

梅毒是由苍白（梅毒）螺旋体引起的慢性、系统性性传播疾病。主要通过性途径传播，临床上可表现为一期梅毒、二期梅毒、三期梅毒、潜伏梅毒和先天梅毒（胎传梅毒）等。

一、疑似病例

有婚外性交或同性恋史，或与已知梅毒病人发生性行为史。

（1）潜伏期2~4周，出现疑似硬下疳，可伴有局部淋巴结肿大。

（2）病期在2年内，感染后7~10周，或硬下疳出现后6~8周，出现疑似二期梅毒疹（包括扁平湿疣），浅表淋巴结肿大等症状。

（3）非梅毒螺旋体血清试验阴性。

具备（1）项为疑似一期梅毒；具备（2）、（3）项为疑似二期梅毒。

二、确诊病例

1.一期病毒

（1）暗视野显微镜检查发现梅毒（苍白）螺旋体。

（2）非梅毒螺旋体血清试验阳性。

（3）梅毒螺旋体血清试验阳性。

实验确诊：疑似一期梅毒加（1）或（2）或（3）项。

2.二期梅毒

（1）有扁平湿疣、阴部湿丘疹或黏膜斑时，使用暗视野显微镜检查发现梅毒（苍白）螺旋体。

（2）非梅毒螺旋体血清试验阳性。

（3）梅毒螺旋体血清试验阳性。

实验确诊：疑似二期梅毒加（1）或（2）或（3）项。

3.三期梅毒

（1）有婚外性交或同性恋史或与已知梅毒病人发生性行为史，有或无一、二期梅毒史。

（2）临床表现结节性梅毒疹或皮肤、黏膜、骨骼树胶肿。

（3）有晚期梅毒的心血管系统或神经系统体征。

（4）实验室检查：非梅毒螺旋体血清试验大多阳性。梅毒螺旋体血清试验阳性；脑脊液检查：神经梅毒白细胞数增多，蛋白量增加，非梅毒螺旋体试验或梅毒螺旋体试验阳性。

实验确诊：具备（1）、（2）、（3）项或（1）、（3）、（4）项。

4.潜伏梅毒（隐性梅毒）

（1）有婚外性交或嫖娼或配偶有感染或同性恋史，有或无梅毒病史。

（2）无临床症状或体征，包括心血管或脑神经系统。

（3）非梅毒螺旋体或梅毒螺旋体血清试验2次阳性（间隔1~2个月），需排除生物学假阳性。

（4）脑脊液检查无异常。

实验确诊：具备（1）、（2）、（3）、（4）项。

5.胎传梅毒

（1）生母为梅毒病人。

（2）有典型早期或晚期胎传梅毒损害，或梅毒损害遗留之典型体征，如郝秦森齿、基质性角膜炎、神经性耳聋等。

（3）实验室检查：暗视野显微镜检查发现梅毒螺旋体，或非梅毒螺旋体或梅毒螺旋体血清试验阳性。

实验确诊：具备（1）、（2）、（3）项。

三、治疗

1.治疗原则

强调早诊断，早治疗，疗程规则，剂量足够。疗后定期进行临床和实验室随访。性伙伴要同查同治。早期梅毒经彻底治疗可临床痊愈，消除传染性。晚期梅毒治疗可消除组织内炎症，但已破坏的组织难以修复。

青霉素，如水剂青霉素、普鲁卡因青霉素、苄星青霉素等为不同分期梅毒的首选药物。对青霉素过敏者可选四环素、红霉素等。部分病人青霉素治疗之初可能发生吉海反应，可由小剂量开始或使用其他药物加以防止。梅毒治疗后第一年内应每3个月复查血清一次，以后每6个月一次，共3年。神经梅毒和心血管梅毒应随访终身。

2.早期梅毒（包括一期、二期梅毒及早期潜伏梅毒）

（1）青霉素疗法　苄星青霉素G（长效西林），分两侧臀部肌内注射，每周1次，共2~3次。普鲁卡因青霉素G，肌内注射，连续10~15天，总量800万~1200万U。

（2）对青霉素过敏者　盐酸四环素，口服，连服15天。多西环素，连服15天。

3.晚期梅毒（包括三期皮肤、黏膜、骨骼梅毒、晚期潜伏梅毒）及二期复发梅毒

（1）青霉素：苄星青霉素G，1次/周，肌内注射，共3次。普鲁卡因青霉素G，肌内注射，连续20天。可间隔2周后重复治疗1次。

（2）对青霉素过敏者：盐酸四环素，口服，连服30天。多西环素，连服30天。

4.神经梅毒

应住院治疗，为避免治疗中产生吉海反应，在注射青霉素前一天口服泼尼松，1次/日，连续3天。

（1）水剂青霉素G：静脉滴注，连续14天。

（2）普鲁卡因青霉素G：肌内注射，同时口服丙磺舒，共10~14天。

上述治疗后，再接用苄星青霉素G，1次/周，肌内注射，连续3周。

5.妊娠期梅毒

按相应病期的梅毒治疗方案给予治疗，在妊娠最初3个月内，应用一疗程；妊娠末3个月应用一疗程。对青霉素过敏者，用红霉素治疗，早期梅毒连服15天，二期复发及晚期梅毒连服30天。其所生婴儿应用青霉素补治。

6.胎传梅毒（先天梅毒）

早期先天梅毒（2岁以内）脑脊液异常者：水剂青霉素G或普鲁卡因青霉素G治疗，具体剂量遵医嘱。脑脊液正常者：苄星青霉素G，一次注射（分两侧臀肌）。如无条件检查脑脊液者，可按脑脊液异常者治疗。

7.孕妇的梅毒治疗

（1）有梅毒病史的已婚妇女在孕前一定进行全面梅毒检查。有过不洁性生活或者曾感染过梅毒的女性在打算怀孕前，最好去正规医院做全面梅毒检测。对于那些梅毒治疗完成、梅毒症状不明显的已婚女性也要在确定梅毒治愈后，才能怀孕。

（2）妊娠期的梅毒检查和治疗：在妊娠初3个月及末3个月均应做梅毒血清学检查。如发现感染梅毒应正规治疗，以减少发生胎传梅毒的机会。

8.梅毒治疗中的吉海反应

梅毒治疗首次用药后数小时内，可能出现发热、头痛、关节痛、恶心、呕吐、梅毒疹加剧等情况，属吉海反应，症状多会在24小时内缓解。为了预防发生吉海反应，青霉素可由小剂量开始逐渐增加到正常量，对神经梅毒及心血管梅毒可以在治疗前给予一个短疗程泼尼松，分次给药，抗梅毒治疗后2~4天逐渐停用。皮质类固醇可减轻吉海反应的发热，但对局部炎症反应的作用则不确定。

9.饮食注意事项

患梅毒后的饮食调养与其他感染性疾病一样，均要吃新鲜富含维生素的蔬菜、水果，少吃油腻的饮食，忌食辛辣刺激食物，戒烟、酒，适当多饮水，有利于体内毒素的排出。

脊髓灰质炎

脊髓灰质炎又称"小儿麻痹症"，是由脊髓灰质炎病毒引起的急性传染病。临床以发热、上呼吸道症状、肢体疼痛，少数病例出现肢体弛缓性瘫痪为特征。

一、疑似病例

不能立即确定为其他病因的任何急性迟缓性麻痹的病例。

二、确诊病例

（1）与确诊脊髓灰质炎病人有接触史，潜伏期为2~35天（一般为7~14天）临床上出现：①发热、烦躁不安、多汗、颈背强直及腓肠肌触痛等；②热退后，出现躯体或四肢肌张力减弱、深部腱反射减弱或消失，并出现不对称（或双侧）性弛缓性麻痹，无感觉障碍，后期有肌萎缩。

（2）发病60天后仍残留有弛缓性麻痹。

（3）从粪便、脑脊液、咽部分离到病毒，并鉴定为脊髓灰质炎病毒。

（4）从脑或脊髓组织中分离到病毒并鉴定为脊髓灰质炎病毒。

（5）1个月内未服过脊髓灰质炎疫苗，从脑脊液或血液中查到特异性IgM抗体。

（6）恢复期病人血清中的中和抗体或特异性IgG抗体滴度比急性期有4倍以上升高。

临床诊断：疑似病例加（1）或（2）项，或（1）和（2）项。

实验确诊：疑似病例加（3）加（5）或加（3）加（6）项。

三、治疗

1.无瘫痪型

（1）卧床休息：至少至热退后1周，避免不必要的手术及注射。

（2）肌痛和四肢项背强直者局部给予湿热敷，以增进血液循环，口服镇静剂，必要时服盐酸哌替啶及可待因，减轻疼痛和减少肌痉挛。

（3）静脉注射50%葡萄糖液加维生素C1~3g，每日1~2次连续数日，以减轻神经水肿。

（4）对发热较高，病情进展迅速者，可采用丙种球蛋白肌内注射，以中和血液内可能存在的病毒。初量为9~12mL或更大，隔2~3日，每日1次，每次3~5mL。

（5）肾上腺皮质激素：如泼尼松、地塞米松等有降温，减轻炎症和水肿等作用。可应用严重病例，疗程3~5日。

（6）中药治疗：葛根、钩藤各12g，黄芩、银花、连翘、玄参、郁金、桑寄生各9g，淫羊藿、滑石各6g，3岁以下减半煎服。

2.瘫痪型

（1）病人应躺在有床垫的硬板床上，注意瘫痪肢体的护理，避免外伤受压，置于舒适的功能位置，以防产生垂腕垂足现象。有便秘和尿潴留时，要适当给予灌肠和导尿。

（2）促进神经传导功能的恢复，可选用：①地巴唑舒张血管，兴奋脊髓，成人为每次5~10mg，儿童为每次0.1~0.2mg/kg，顿服，10日为一疗程。②加兰他敏有抗胆碱酯酶的作用，成人为每次2.5~5mg，儿童为每次0.05~0.1mg/kg，每日肌内注射1次，从小剂量开始，逐渐增大，20~40日为一疗程。③新斯的明成人每次0.5~1mg，儿童为每次0.02~0.04mg/kg，每日肌内注射1次。7~10日为一疗程。④其他维生素B_1、B_6、B_{12}及谷氨酸等有促进神经细胞代谢的作用，可酌情选用。

（3）中药治疗可选用独活寄生汤加减。

（4）呼吸障碍及吞咽困难的处理：呼吸肌麻痹可采用人工呼吸器，必要时采用气管插管正压给氧或加压面罩给氧。呼吸中枢损害，可用膈神经电刺激方法治疗。咽肌麻痹致分泌物积聚咽部时，应予体位引流，并用吸引器吸出咽部积液，上气道阻塞时可行气管切开术。

（5）循环衰竭的防治：注意维持水、电解质平衡，采用有效抗生素，控制继发感染。休克发生后，应按感染性休克处理。

（6）排尿障碍时，指压关元穴或用氯化甲酰胆碱（卡巴可）0.25mg肌内注射，3~4次/日。必要时导尿。

（7）恢复期及后遗症期的治疗可酌情采用：体育疗法、针刺疗法、推拿及按摩疗法、理疗及拔罐疗法，穴位刺激结扎疗法，中药熏洗及外敷疗法，必要时行矫形外科处理。

麻疹

麻疹是由麻疹病毒引起的急性呼吸道传染病。临床特征为发热、流涕、咳嗽、眼结合膜炎、口腔黏膜斑及全身皮肤斑丘疹。

一、疑似病例

病人（多数为儿童）有发热、咽红等上呼吸道卡他症状，畏光、流泪、结合膜红肿等急性结膜炎症状，发热4天左右，全身皮肤出现红斑丘疹，与淋疹病人在14天前有接触史。

二、确诊病例

（1）在口腔颊黏膜处见到科氏斑。

（2）咽部或结合膜分泌物中分离到麻疹病毒。

（3）1个月内未接种过麻疹疫苗而在血清中查到麻疹IgM抗体。

（4）恢复期血清中麻疹IgG抗体滴度比急性期4倍以上升高，或急性期抗体阴性而恢复期抗体阳转。

临床诊断：疑似病例加（1）项。

实验确诊：疑似病例加（2）或（3）或（4）项。

三、治疗

1.一般治疗及护理

（1）呼吸道隔离：病人应在家隔离、治疗至出疹后5天。有并发症病人应住院隔离治疗，隔离期延长5天。

（2）保持室内温暖及空气流通，给予易消化营养丰富的流质或半流质饮食，水分要充足；保持皮肤及眼、鼻、口、耳的清洁，用温热水洗脸，生理盐水漱口；用抗生素眼膏或眼药水保护眼睛，防止继发感染。

2.对症治疗

高热者可用小剂量退热药，但体温不得降至39℃以下，或适量镇静剂防止惊厥。忌用强退热剂及冰水、酒精等擦浴，以免影响皮疹透发。烦躁不安或惊厥者应给复方氯丙嗪、苯巴比妥、地西泮等，咳嗽重痰多者，可服止咳祛痰药，前驱期症状严重者，早期给予丙种球蛋白肌内注射，以减轻病情，重型麻疹有DIC者应及早用肝素或输新鲜全血治疗。对皮疹迟迟不透者应注意有无并发症发生，并做出相应处理。

百日咳

百日咳是由百日咳杆菌所致的急性呼吸道传染病。婴幼儿多见。临床上以阵发性痉挛性咳嗽、鸡鸣样吸气吼声为特征。病程可长达2~3个月，故名百日咳。

一、疑似病例

流行季节有持续性阵发性痉挛性咳嗽者。

二、确诊病例

（1）有与百日咳病人密切接触史。

（2）末梢血白细胞显著增高、淋巴细胞常占50%以上。

（3）从病人的痰或咽喉部，分离到百日咳嗜血杆菌。

（4）恢复期血清抗体比急性期抗体呈4倍以上升高。

临床诊断：疑似病例加（1）、（2）项。

实验确诊：疑似病例加（3）或（4）项。

三、治疗

1.一般和对症治疗

按呼吸道隔离。保持空气清新，注意营养及良好护理。避免刺激、哭泣而诱发痉咳。婴幼儿痉咳时可采取头低位，轻拍背。咳嗽较重者睡前可用盐酸氯丙嗪或异丙嗪顿服，有利睡眠，减少阵咳。也可用盐酸普鲁卡因每次3~5mg/kg，加入葡萄糖30~50mL中静脉滴注，1~2次/日，连用3~5天，有解痉作用。维生素K$_1$也可减轻痉咳。患儿发生窒息时应及时做人工呼吸、吸痰和给氧。重者可适当加用镇静剂如苯巴比妥或地西泮等。痰稠者可给予祛痰剂或雾化吸入。重症婴儿可给予肾上腺皮质激素以减轻炎症。

2.抗生素治疗

卡他期4天内应用抗生素可减短咳嗽时间或阻断痉咳的发生。4天后或痉咳期应用可缩短排菌期，预防继发感染，但不能缩短病程。首选红霉素30~50mg/（kg·d），连用7~10天，也可用氯霉素（剂量同上），或复方新诺明、氨苄西林等。

3.中医药治疗

胆汁类制剂对百日咳杆菌有显著的抑制作用，同时还有一定的镇静作用。可采用鸡胆汁加白糖蒸服。半岁以内每日3个，半岁至1岁每日2个，1岁至3岁每日1个，直至痊愈。亦可用猪胆等代替。

白喉

白喉是由白喉杆菌引起的急性呼吸道传染病。临床特征为咽、喉、鼻部黏膜充血、肿胀，并有不易脱落的灰白色假膜形成。由于细菌产生的外毒素所致全身中毒症状，严重者可并发心肌炎和末梢神经麻痹。本病呈世界性分布，四季均可发病，以秋、冬季多见。

一、疑似病例

发热，咽痛、声嘶，鼻、咽、喉部有不易剥落的灰白色假膜，剥时易出血。

二、确诊病例

（1）白喉流行地区，与病人有直接或间接接触史。

（2）咽拭子直接涂片镜检见革兰阳性棒状杆菌，并有异染颗粒。

（3）棒状菌属白喉菌分离培养阳性，并证明能产生毒素。

临床诊断：疑似病例加（2）项、参考（1）项。

实验确诊：疑似病例加（3）项。

三、治疗

（一）一般治疗

白喉病人一律卧床休息，轻症者2周，重症者4周。有心肌炎者则需延长到6周以上。中毒症状严重者，应给予恰当的对症处理。如烦躁时可给镇静剂、高热时可给激素类药物，并补充大量的维生素B和维生素C。

（二）病原治疗

1.抗毒素治疗

抗毒素为治疗白喉的特效药，它只能中和血循环中的游离毒素，不能中和已进入细胞的毒素。故应早期注射足量白喉抗毒素。

（1）剂量：根据中毒症状轻重、假膜范围的大小、部位及治疗早晚而定，与年龄大小无关，一次足量。一般按如下剂量表。重型病例酌情加大剂量。

白喉抗毒素用量表

临床类型	用量（U）	注射途径
前鼻	10000~20000	肌内
扁桃体	15000~25000	肌内或静脉
咽	20000~40000	肌内或静脉
喉	20000~40000	肌内或静脉
混合	40000~50000	静脉
晚期	40000~60000	静脉

（2）用法：注射前必须先做皮肤试验。皮试阴性者应一次足量给予。目前国内外均认为静脉注射优于肌内注射（静脉注射后病人血清中抗毒素水平很快即可达到最高浓度，30分钟后即可出现在唾液中，从而可中和咽部毒素并可减少毒素的吸收量）。取10倍稀释白喉抗毒素0.1mL，注于病人前臂内侧皮内，如为阳性需用脱敏法注射；如阴性可将10000U的抗毒素溶于5%的葡萄糖100mL中静脉滴注，速度要慢。病情危急时，可在用抗毒素前静脉滴注氢化可的松25~50mg，能预防过敏反应。

（3）脱敏法：每20分钟注射抗毒素一次，每次注射后观察反应，如有全身性反应，下次注射须延至30分钟后，剂量不变。在注射抗毒素前，必须准备好肾上腺素、氢化可的松等抢救药品。

第一针	1∶20 稀释血清 0.05mL	皮下注射
第二针	1∶10 稀释血清 0.05mL	皮下注射
第三针	不稀释血清 0.1mL	皮下注射
第四针	不稀释血清 0.5mL	皮下或肌内注射
第五针	不稀释血清	余量血清肌内注射或静脉滴注

效果观察通常在应用白喉抗毒素后12小时，假膜停止蔓延，边缘退缩、变厚、脱落、热度下降，病情好转。经24小时假膜仍有发展，应重复注射1次抗毒素，采用全量或半量。

（4）血清反应的处理

①过敏性休克属第Ⅰ型变态反应，注射后立即发生，应立即静脉注射0.1%肾上腺素0.5~1mL，继以皮下注射1mL，同时肌内注射抗组胺类药物。有严重心肌炎者不宜用肾上腺素，可用氢化可的松或地塞米松静脉注射。

②血清病属第Ⅲ型变态反应，多见于注射后7~10天。临床表现有发热、皮疹、血管神经性水肿、淋巴结肿大和关节疼痛等。可给予氯苯那敏、赛庚啶、异丙嗪、肾上腺皮质激素等。

2.抗生素

青霉素为首选药物，它能杀灭白喉杆菌并可控制继发感染。青霉素40~80万µ，肌内注射，每日2次，疗程5~7天，青霉素过敏者可用红霉素，剂量25~50mg/（kg·d），分4次口服。

（三）中医中药辨证施治

以养阴清肺汤为主（生地、玄参、白芍、丹皮、川贝母、甘草等）；抗白喉合剂用地黄、玄参、黄芩、连翘、麦冬、土牛膝根等，水煎服。

（四）对症治疗

烦躁不安者可给适量地西泮、苯巴比妥。中毒症状严重者可给予肾上腺皮质激素。对Ⅰ、Ⅱ度喉梗阻者要密切观察病情，做好气管切开准备。气管切开者要保持呼吸道通畅。

流行性脑脊髓膜炎

流行性脑脊髓膜炎简称流脑，是由脑膜炎双球菌引起的化脓性脑膜炎。致病菌由鼻咽部侵入血循环，形成败血症，最后局限于脑膜及脊髓膜，形成化脓性脑脊髓膜病变。主要临床表现有发热、头痛、呕吐、皮肤瘀点及颈项强直等脑膜刺激征，脑脊液呈化脓性改变。

一、疑似病例

冬春季节突发高热、头痛、呕吐、颈强、烦躁、惊叫、抽风；血白细胞总数和中性粒细胞增多或脑脊液呈化脓性改变。

二、确诊病例

（1）与流脑病人有密切接触史。

（2）皮肤黏膜有出血点或瘀斑，或脑膜刺激征阳性，婴儿前囟隆起，但无其他呼吸道感染病史和化脓病史。

（3）脑脊液、血或皮肤出血点细菌培养脑膜炎奈瑟菌阳性或涂片检到革兰阴性双球菌。

（4）恢复期血清抗流脑菌群特异抗体滴度较急性期呈4倍或以上升高。

（5）脑脊液或血液或尿液中流脑特异抗原阳性。

临床诊断：疑似病例加（2）项，参考（1）项。

实验确诊：疑似病例加（3）或（4）或（5）项。

三、治疗

1.脱水剂的应用

下列药物应交替或反复应用：①20%甘露醇；②25%山梨醇；③50%葡萄糖；④30%尿素。以上药物按具体情况每隔4~6小时静脉快速滴注或静脉注射一次，至血压恢复正常、两侧瞳孔大小相等、呼吸平稳。用脱水剂后适当补液，使病人维持轻度脱水状态。肾上腺皮质激素亦可同时应用，以减轻毒血症，降低颅内压。

2.亚冬眠疗法

主要用于高热、频繁惊厥及有明显脑水肿者，以降低脑含水量和耗氧量，保护中枢神经系统。氯丙嗪和异丙嗪肌内注射或静脉注射，安静后置冰袋于枕后、颈部、腋下或腹股沟，使体温下降至36℃左右。以后每4~6小时再肌内注射一次，共3~4次。

3.呼吸衰竭的处理

应以预防脑水肿为主。如已发生呼吸衰竭，除脱水外则应给予洛贝林、尼可刹米、二甲弗林等中枢神经兴奋剂。亦可用氢溴酸东莨菪碱静脉注射，可改善脑循环，有兴奋呼吸和镇静作用。必要时做气管插管，吸出痰液和分泌物，辅以人工辅助呼吸，直至病人恢复自动呼吸。

猩红热

猩红热为A组β型溶血性链球菌引起的急性呼吸道传染病。临床特征是突发高热、咽峡炎、全身弥漫性充血性点状皮疹和退疹后明显的脱屑。少数病人可引起肾、关节的损害。

一、疑似病例

发热、咽痛、皮肤出现充血红点疹或充血粟粒疹。

二、确诊病例

（1）骤起发热、咽峡炎、草莓舌或杨梅舌、口周苍白、皮肤皱褶处有皮折红线（巴氏线）。

（2）发病1~2日内出疹，皮肤弥漫性充血潮红，其间散布针尖大小猩红色皮疹，压之退色，2~5天后消退。

（3）退疹1周内皮肤有脱屑或脱皮。

（4）血常规白细胞总数增加，中性粒细胞增多。

（5）咽拭子或脓液培养，分离出乙型A组溶血性链球菌。

（6）咽拭子涂片免疫荧光法查出乙型A组溶血性链球菌。

（7）红疹退色试验阳性。

（8）多价红疹毒素试验在发病早期呈阳性，恢复期阴性。

临床诊断：疑似病例加（4）和（1）项，或（2）项，或（3）项。

实验确诊：疑似病例加（5）或（6）或（7）或（8）项。

三、治疗

1.一般治疗

呼吸道隔离（至有效抗菌治疗满24小时为止）。卧床休息，急性期予流质或半流质饮食，恢复期改半流质或软食，肾炎者低盐为佳。因高热进食少、中毒症状严重者可给予静脉补液。

2.病原治疗

A组链球菌对青霉素很敏感且不易产生耐药性。用青霉素治疗后平均1天左右咽拭子培养可阴转。普通型剂量：小儿2~4万U/kg，成人120万U/日，分2~3次肌内注射，疗程5~7天即可。重症病人应加大剂量和延长疗程。对青霉素过敏者可用红霉素，剂量20~40mg/（kg·d），分3~4次口服，疗程7~10天。必要时可用头孢菌素治疗。

3.并发症治疗

并发风湿病的病人，可给抗风湿治疗。阿司匹林剂量，成人3~5g/d，小儿0.1g/（kg·d），分3~4次口服，症状控制后，药量可减半。并发肾炎病人，可按内科治疗肾炎的方法处理。

流行性出血热

流行性出血热又称肾综合征出血热，是危害人类健康的重要传染病，是由流行性出血热病毒（汉坦病毒）引起的，以鼠类为主要传染源的自然疫源性疾病。以发热、出血、充血、低血压休克及肾脏损害为主要临床表现。

一、疑似病例

疫区及流行季节，有急起发热、全身高度衰竭、无力、有头痛、眼眶痛、腰痛和面、颈、上胸部潮红者，或伴有少尿、低血压。

二、确诊病例

（1）皮肤黏膜出血征象，末梢血血小板减少，出现异型淋巴细胞，尿蛋白阳性。

（2）特异性IgM抗体阳性。

（3）恢复期病人血清中的特异性IgG抗体滴度比急性期有4倍以上升高者。

（4）从病人血液或尿中检查到出血热病毒抗原。

（5）从病人血液或尿中分离到出血热病毒，或检测到病毒RNA。

临床诊断：疑似病例加（1）项。

实验确诊：疑似病例加（2）、（3）、（4）、（5）项之一。

三、流行性出血热的治疗

1.一般原则

早发现、早休息、早治疗和就地隔离治疗。按乙类传染病上报，密切观察生命体征，针对五期的临床情况进行相应综合治疗。

发热期可用物理降温或肾上腺皮质激素等。发生低血压休克时应补充血容量，常用的有低分子右旋糖酐、补液、血浆、蛋白等。如有少尿可用利尿剂（如呋塞米等）静脉注射。多尿时应补充足够液体和电解质（钾盐），以口服为主。进入恢复期后注意防止并发症，加强营养，逐步恢复活动。

2.对症和并发症治疗

有明显出血者应输新鲜血，以提供大量正常功能的血小板和凝血因子；血小板数明显减少者，应输血小板；对合并有弥散性血管内凝血者，可用肝素等抗凝药物治疗。心功能不全者应用强心药物；肾性少尿者，可按急性肾衰竭处理：限制入液量，应用利尿剂，保持电解质和酸碱平衡，必要时采取透析疗法；肝功能受损者可给予保肝治疗。重症病人可酌情应用抗生素预防感染。

狂犬病

狂犬病是由狂犬病毒所致的急性传染病，人兽共患，多见于犬、狼、猫等肉食动物，人多因被病兽咬伤而感染。临床表现为特有的恐水、怕风、咽肌痉挛、进行性瘫痪等。因恐水症状比较突出，故本病又名恐水症。狂犬病病毒属于弹状病毒科狂犬病毒属，单股RNA病毒，动物通过互相间的撕咬而传播病毒。我国的狂犬病主要由犬传播。对于狂犬病尚缺乏有效的治疗手段，人患狂犬病后的病死率几近100%，病人一般于3~6日内死于呼吸或循环衰竭，故应加强预防措施。

一、临床诊断

有犬、猫或其他宿主动物舔、咬史。具有下列临床表现者：

（1）愈合的咬伤伤口感觉异常。出现兴奋、烦躁、恐怖、对外界刺激如风、水、光、声等异常敏感。

（2）"恐水"症状，伴交感神经兴奋性亢进（流涎、多汗、心率快、血压增高）。继而肌肉瘫痪或脑神经瘫痪（失音、失语、心律不齐）。

二、实验确诊

具有下列条件之一者：

（1）发病第1周内取唾液、鼻咽洗液、角膜印片、皮肤切片，用荧光抗体染色狂犬病病毒抗原阳性。

（2）存活1周以上者做血清中和试验或补体结合试验效价上升者，若曾接种过疫苗，中和抗体效价需超过1∶5000。

（3）死后脑组织标本分离病毒阳性或印片荧光抗体染色阳性，或脑组织内检到内基小体。

三、治疗

1.单室严格隔离，专人护理

安静卧床休息，防止一切音、光、风等刺激，大静脉插管行高营养疗法，医护人员须戴口罩及手套、穿隔离衣。病人的分泌物、排泄物及其污染物，均须严格消毒。

2.积极做好对症处理，防治各种并发症

（1）神经系统：有恐水现象者应禁食禁饮，尽量减少各种刺激。痉挛发作可予苯妥英钠、地西泮等。脑水肿可予甘露醇及呋塞米等脱水剂，无效时可予侧脑室引流。

（2）垂体功能障碍：抗利尿激素过多者应限制水分摄入，尿崩症者予静脉补液，用垂体后叶升压素。

（3）呼吸系统：吸气困难者予气管切开，发绀、缺氧、肺萎陷不张者给氧、人工呼吸，并发肺炎者予物理疗法及抗菌药物。气胸者，施行肺复张术。注意防止误吸性肺炎。

（4）心血管系统：心律失常多数为室上性，与低氧血症有关者应给氧。低血压者予血管收缩剂及扩容补液。心力衰竭者限制水分，应用地高辛等强心剂。动脉或静脉血栓形成者，可换静脉插管；如有上腔静脉阻塞现象，应拔除静脉插管。心动骤停者施行复苏术。

（5）其他：贫血者输血，胃肠出血者输血、补液。高热者用冷褥，体温过低者予热毯，血容量过低或过高者，应及时予以调整。

钩端螺旋体病

钩端螺旋体病简称钩体病，是由各种不同型别的致病性钩端螺旋体（简称钩体）所引起的一种急性全身性感染性疾病，属自然疫源性疾病，鼠类和猪是两大主要传染源。其流行几乎遍及全世界，在东南亚地区尤为严重。我国大多数省、市、自治区都有本病的存在和流行。临床特点为起病急骤，早期有高热、全身酸痛、软弱无力、结膜充血、腓肠肌压痛、表浅淋巴结肿大等钩体毒血症状；中期可伴有肺出血、肺弥漫性出血、心肌炎、溶血性贫血、黄疸、全身出血倾向、肾炎、脑膜炎、呼吸功能衰竭、心力衰竭等靶器官损害表现；晚期多数病例恢复，少数病例可出现后发热、眼葡萄膜炎以及脑动脉闭塞性炎症等多种与感染后的变态反应有关的后发症。肺弥漫性出血、心肌炎、溶血性贫血等与肝、肾衰竭为常见致死原因。

一、疑似病例

（1）起病前3周内或在流行地区与疫水接触史，或有接触猪、鼠尿史或饮食品被鼠尿污染史。

（2）起病急骤、畏寒、发热、头痛、腰痛、腓肠肌痛、乏力、结膜明显充血但不痛，全身淋巴结肿大者。

二、确诊病例

1.临床诊断

疑似病例具有下列任何1项或1项以上症状者。

（1）肺出血。

（2）黄疸及皮肤、黏膜、内脏出血。

（3）脑膜脑炎症状。

（4）肾炎症状：腰痛、尿蛋白。

（5）胃肠道症状及休克。

2.实验确诊

具有以下任1项者。

（1）采早期血液或脑脊液标本检到钩体或培养或接种动物，病原体阳性。

（2）采第二周后尿液培养或接种动物，病原体阳性。

（3）早期及恢复期双份血清显微镜凝集试验抗体效价四倍以上升高。

（4）血清特异性IgM抗体阳性。

三、治疗

尽量做到"三早一就"，即早发现、早休息、早治疗、就地治疗，不宜长途转送。

1.一般治疗与对症治疗

早期卧床休息，给予易消化饮食，保持体液与电解质平衡。体温过高者，可物理降温。密切观察病情，警惕青霉素治疗后的赫氏反应与肺弥漫性出血的征象。烦躁者可给镇静剂，如苯巴比妥钠0.1~0.2g或异丙嗪与氯丙嗪各25mg肌内注射。

2.病原治疗

钩体对多种抗菌药物敏感，如青霉素、链霉素、庆大霉素、四环素、氯霉素、头孢噻吩等以及合成的盐酸甲唑醇和咪唑酸酯。国内首选青霉素G。常用40万U肌内注射，每6~8小时一次，至退热后3日即可，疗程一般5~7日。但其治疗首剂后发生赫氏反应者较多（23.1%~68.4%或更高）。赫氏反应：部分钩体病病人在青霉素治疗后发生的加重反应。一般在首剂青霉素注射后2~4小时发生。突起发冷、寒战、高热，甚至超高热，持续0.5~2小时，继后大汗，发热骤退，重者可发生低血压或休克。反应后病情恢复较快。但一部分病人在此反应之后，病情加重，促发肺弥漫出血。赫氏反应的机制可能与抗生素使螺旋体大量裂解，释放毒素有关。庆大霉素每日16万~24万U，分次肌内注射，5~7天一个疗程。链霉素每次0.5g，每日2次，疗程5天。

3.肺弥漫性出血型的治疗

采取抗菌、解毒、镇静、止血、强心为主的综合措施。

（1）抗生素同前。

（2）镇静药物：使病人完全安静，避免一些不必要的检查和搬动。同时选用多种镇静药物。如盐酸哌替啶100mg肌内注射，或加用适量苯巴比妥钠或异丙嗪肌内注射。亦可用10%水合氯醛20~30mL灌肠。

（3）解毒：氢化可的松200~300mg加入5%葡萄糖中静脉滴注，每日可用至400~600mg，或地塞米松10~20mg静脉注射。危重病人可用琥珀酸钠氢化可的松，首剂500mg，每日可用至1000mg。用至热退后或主要症状明显减轻立即减量。

（4）强心：根据心脏情况可将毒毛花苷K 0.25mg加入10%葡萄糖10~20mL静脉注射；必要时可重复应用，每次0.125~0.25mg，24小时内不超过1mg。

（5）止血：酌情给云南白药、三七、维生素K等。无心血管疾病人可用垂体后叶素5~10U溶于20mL葡萄糖中，缓慢静脉注射。有播散性血管内凝血者可给予肝素治疗。亦可输新鲜全血、血小板等。

（6）给氧：保持呼吸通畅，及时吸出呼吸道分泌物和血凝块。如血管堵塞气管须气管插管或气管切开，清除血块，加压或高速给氧。病情严重者输液速度不宜过快，一般每分钟20滴左右。如合并感染中毒休克，可在严密观察下适当加快输液速度。

布鲁菌病

布鲁菌病又称地中海弛张热、马耳他热、波浪热或波状热，是由布鲁菌引起的人畜共患性全身传染病，其临床特点为长期发热、多汗、关节痛及肝脾肿大等。

一、疑似病例

具备以下3项者。

（1）发病前2~4周病人与家畜或畜产品，如皮毛工业等（包括羚羊、野鹿等野生动物）、布鲁菌培养物有密切接触史或生活在疫区的居民或与布病疫苗的生产、使用密切接触。

（2）出现持续数日乃至数周发热，多汗，肌肉关节酸痛，肝、脾、睾丸肿大等可疑症状及体征。

（3）布氏菌玻片或虎红平板凝集反应阳性或可疑或皮内反应24小时后红肿浸润超过2.5cm×2.5cm。

二、确诊病例

（1）病原分离、血液、体液培养出布鲁菌。

（2）试管凝集反应1∶100~1∶160++以上（目前国内定1∶100++，但国际定1∶160++）。对半年内有菌苗接触史者，虽达1∶100~1∶160++，过2~4周应再次检查，效价升高1倍以上方能确定，最好用补体结和试验检查。

（3）补体结合试验1∶10++以上。

（4）抗人血球蛋白试验1∶400++以上。

实验确诊：疑似病例加（1）、（2）、（3）、（4）项之一。

三、治疗

1.急性感染

（1）一般疗法及对症疗法：病人应卧床休息，注意水、电解质及营养的补充，给予足量维生素B族和维生素C，以及易于消化的饮食。高热者可同时应用解热镇痛剂。肾上腺皮质激素（激素）有助于改善血症症状，但必须与抗生素合用，疗程3~4天。有认为感染累及中枢神经系统及长期有睾丸肿痛者，均有应用激素的指征。

（2）抗菌治疗：利福平对本病有效。羊、猪型感染者以四环素与链霉素合用为宜。

2.慢性感染

一般认为四环素与链霉素合用有一定疗程，但四环素的疗程应延长至6周以上，链霉素以4周为宜。对脓性病灶可予手术引流。

炭疽

炭疽是由炭疽杆菌所致的一种人畜共患的急性传染病。人因接触病畜及其产品及食用病畜的肉类而发生感染。临床上主要表现为皮肤坏死、溃疡、焦痂和周围组织广泛水肿及毒血症症状，皮下及浆膜下结缔组织出血性浸润；血液凝固不良，呈煤焦油样，偶可引致肺、肠和脑膜的急性感染，并可伴发败血症。自然条件下，食草兽最易感，人类中等敏感，主要发生于与动物及畜产品加工接触较多及误食病畜肉的人员。

一、疑似病例

1.皮肤炭疽

不明原因引起的皮肤局部出现红斑水疱，继而呈溃疡和黑痂及周围组织的广泛无痛性非凹陷性水肿。

2.肺炭疽

不明原因引起的寒战、发热、呼吸困难、气急、发绀、咳嗽、咯血样痰、胸痛、休克。

3.肠炭疽

不明原因引起的急性胃肠炎，呕吐物及粪便为血性。

二、确诊病例

（1）病前半个月内有与牛、马、羊等牲畜及其分泌物、排泄物频繁接触史，或接触死家畜及其污染物，剥死畜皮，食死畜肉，或从事皮毛加工、屠宰及兽医。

（2）从病人的分泌物、呕吐物、粪、痰、血液及脑脊液涂片检查到革兰阳性两端平齐的大肠埃希菌或分离到炭疽杆菌。

（3）血清特异性抗体阳性（菌苗接种除外）。

临床诊断：疑似病例加（1）项。

实验确诊：疑似病例加（2）或（3）项。

三、治疗

1. 对症治疗

对病人应严格隔离，对其分泌物和排泄物按芽孢的消毒方法进行消毒处理。必要时于静脉内补液，出血严重者应适当输血。皮肤恶性水肿者可应用肾上腺皮质激素，对控制局部水肿的发展及减轻毒血症有效，一般可用氢化可的松，短期静脉滴注，但必须在青霉素的保护下采用。有DIC者，应及时应用肝素、双嘧达莫等。

2. 局部治疗

对皮肤局部病灶除取标本作诊断外，切忌挤压，也不宜切开引流，以防感染扩散而发生败血症。局部可用1：2000高锰酸钾液洗涤，敷以四环素软膏，用消毒纱布包扎。

3. 病原治疗

对皮肤炭疽，用青霉素分次肌内注射，疗程7~10日。对肺炭疽、肠炭疽、脑膜炎型及败血症型炭疽应作静脉滴注，并同时合用氨基糖苷类，疗程需延长至2~3周以上。

对青霉素过敏者可采用环丙沙星、四环素、链霉素、红霉素及氯霉素等抗生素。抗炭疽血清治疗目前已少用。对毒血症严重者除抗生素治疗外，可同时应用抗炭疽血清肌内注射或静脉注射，应用前需作皮试。

流行性地方性斑疹伤寒

地方性斑疹伤寒又称鼠型或蚤型斑疹伤寒，为莫氏立克次体通过鼠蚤传播的急性传染病。其临床特点与轻型流行性斑疹伤寒非常相似，只能根据血清学和动物试验进行鉴别。病人是流行性斑疹伤寒唯一的传染源，体虱是主要传播媒介。本病的流行与人虱消长密切相关，故常流行于冬季，北方寒冷地区较易发生，战争灾荒时期、个人卫生不良则易流行。地方斑疹伤寒主要是在鼠间传播，本病散发于全球的热带和亚热带的部分地区，常发生于夏秋季。家鼠为本病主要传染源，鼠蚤是主要传播媒介。

一、疑似病例

疫区有衣虱或蚤类孳生及鼠类活动。突然持续性高热、不能立即确定其他病因，伴剧烈头痛及皮疹病例。

二、确诊病例

（1）起病4~7日出现斑丘疹，可伴有神志迟钝或谵妄或脑膜刺激征等神经精神症状。

（2）补体结合实验（CF），血清效价≥1∶8为阳性，≥1∶32为现患诊断。

（3）立克次体微量凝集试验（MA），血清效价≥1∶8为阳性，≥1∶256为现患诊断。

（4）微量间接免疫荧光试验为阳性，（micro-IE），IgM、IgG≥1∶16为阳性，IgM≥1∶32，IgG≥1∶256为现患诊断。

（5）间接血凝试验血清效价（IHA）血清效价≥1∶8为阳性，≥1∶800为现患诊断。

（5）外斐氏试验（WF），≥1∶160为现患诊断参考效价。

（6）取发热期病人血液接种雄性豚鼠，体温>39.5℃连续2天以上，其恢复期血清学检测结果阳性者，阴囊肿大（流行性−，地方性＋）仅作参考。

临床诊断：疑似病例加（1）项。

实验确诊：疑似病例加（2）~（6）项中任一项。

三、治疗

1.治疗原则

（1）一般治疗和护理：卧床休息，补给足够维生素，必要时补液。

（2）抗生素治疗：四环素族、氯霉素及红霉素均有效。

（3）对症治疗：高热者可予物理降温或给适量解热药，中毒症状严重者可加用肾上腺皮质激素。

2.用药原则

（1）对无并发症的流行性和地方性斑疹伤寒，首选多西环素。

（2）对毒血症状严重者可选用氯霉素或红霉素静脉滴注，并加用地塞米松。

流行性乙型脑炎

流行性乙型脑炎（简称乙脑）的病原体于1934年在日本发现，故名日本乙型脑炎。1939年我国科学家分离到乙脑病毒，新中国成立后进行了大量调查研究工作，改名为流行性乙型脑炎。本病主要分布在亚洲远东和东南亚地区，经蚊传播，多见于夏秋季。临床上急起发病，有高热、意识障碍、惊厥、强直性痉挛和脑膜刺激征等，重型病人病后往往留有后遗症，属于血液传染病。

一、疑似病例

在疾病流行地区的蚊虫叮咬季节，出现发热、头痛、恶心、呕吐、嗜睡、颈抵抗、抽搐等中枢神经系统症状。

二、确诊病例

（1）曾在疫区有蚊虫叮咬史。

（2）高热昏迷、肢体痉挛性瘫痪、脑膜刺激症状及大脑椎体束受损（肌张力增强、巴宾斯基征阳性）。

（3）高热、昏迷、抽搐、狂躁进而呼吸衰竭、循环衰竭而死亡。

（4）从脑组织、脑脊液或血清中分离乙型脑炎病毒。

（5）脑脊液或血液中特异性IgM抗体阳性。

（6）恢复期血清中特异性IgG抗体滴度比急性期有4倍以上升高者或急性期抗体阴性、恢复期血清抗体阳性。

临床诊断：疑似病例加（1）和（2）项或（1）+（2）+（3）项并除外细菌性脑膜脑炎。

实验确诊：疑似病例加（4）或（5）或（6）项。

三、治疗

病人应住院治疗，病室应有防蚊、降温设备，应密切观察病情，细心护理，防止并发症和后遗症，对提高疗效具有重要意义。

1.一般治疗

注意饮食和营养，供应足够水分，高热、昏迷、惊厥病人易失水，故宜补足量液体，成人一般每日1500~2000mL，小儿每日50~80mL/kg。但输液不宜多，以防脑水肿，加重病情。对昏迷病人宜采用鼻饲。

2.对症治疗

（1）高热的处理：室温争取降至30℃以下。高温病人可采用物理降温或药物降温，使体温保持在38~39℃（肛温）之间。注意：避免用过量的退热药，以免因大量出汗而引起虚脱。

（2）惊厥的处理：可使用镇静止痉剂，如地西泮、水合氯醛、苯妥英钠、阿米妥钠等。应对发生惊厥的原因采取相应的措施：①因脑水肿所致者，应以脱水药物治疗为主，可用20%甘露醇，在20~30分钟内静脉滴注完，必要时4~6小时重复使用。同时可合用呋塞米、肾上腺皮质激素等，以防止应用脱水剂后反跳。②因呼吸道分泌物堵塞、换气困难致脑细胞缺氧者，则应给氧，保持呼吸道通畅，必要时行气管切开，加压呼吸。③因高温所致者，应以降温为主。

（3）呼吸障碍和呼吸衰竭的处理：深昏迷病人喉部痰鸣音增多而影响呼吸时，可经口腔或鼻腔吸引分泌物，采用体位引流、雾化吸入等，以保持呼吸道通畅。因脑水肿、脑疝而致呼吸衰竭者，可给予脱水剂、肾上腺皮质激素等。因惊厥发生的屏气，可按惊厥处理。如因假性延髓麻痹或延脑麻痹而自主呼吸停止者，应立即做气管切开或插管，使用加压人工呼吸器。如自主呼吸存在，但呼吸浅弱者，可使用呼吸兴奋剂如山梗菜碱、尼可刹米、哌甲酯、回苏林等（可交替使用）。

（4）循环衰竭的处理：因脑水肿、脑疝等脑部病变而引起的循环衰竭，表现为面色苍白、四肢冰凉、脉压小、中枢性呼吸衰竭，宜用脱水剂降低颅内压。如为心源性心力衰竭，则应加用强心药物，如毛花苷C等。如因高热、昏迷、失水过多造成血容量不足，致循环衰竭，则应以扩容为主。

3.肾上腺皮质激素及其他治疗

肾上腺皮质激素有抗炎、退热、降低毛细血管通透性、保护血脑屏障、减轻脑水肿、抑制免疫复合物的形成、保护细胞溶酶体膜等作用，对重症和早期确诊的病人即可应用。待体温降至38℃以上，持续2天即可逐渐减量，一般不宜超过7天。过早停药症状可有反复，如使用时间过长，则易产生并发症。在疾病早期可应用广谱抗病毒药物利巴韦林或双嘧达莫治疗，退热明显，有较好疗效。

黑热病

黑热病又称内脏利什曼病，是杜氏利什曼原虫（黑热病原虫）所引起的慢性地方性传染病。过去流行于长江以北地区。传染源是病人和病犬（癞皮狗），通过白蛉传播。每年5~8月为白蛉活动季节，白蛉吸吮病人的血液时，原虫便进入白蛉体内，发育繁殖成鞭毛体，7天后白蛉再次叮咬人体时，将鞭毛体注入，即可引起感染。原虫主要寄生在病人的血液、肝、脾、骨髓和淋巴结中。

一、疑似病例

有流行区内生活史，具备以下表现。

（1）黑热病：长期不规则发热、肝脾进行性肿大、贫血及营养不良，怀疑为血液病而久治不愈者。

（2）皮肤黑热病：无论有无黑热病史，出现丘疹、结节、褐色斑或红斑等皮肤损害，不能以其他病解释。

（3）淋巴结型黑热病：腹股沟、腋下、肘部、颌下或颈等部位淋巴结肿大，不能以其他病解释。

二、确诊病例

（1）骨髓或脾或淋巴结穿刺液，或皮肤组织涂片镜检或培养查见利什曼原虫。

（2）病原学检查虽阴性，但血清免疫反应，例如荧光抗体试验、酶联免疫吸附试验、间接血凝试验、对流免疫电泳试验呈阳性反应，可结合流行病学史及临床综合判定，或用锑剂获得治愈者。

实验确诊：疑似病例加（1）或（2）项。

三、治疗

1.一般治疗

病人应给予营养丰富的食物，口服维生素B族及维生素C。注意防止继发感染。对严重贫血和粒细胞减少者给予少量多次输入新鲜血，若合并细菌感染给予相应的抗菌药物。

2.病原治疗

（1）锑剂：常用5价锑制剂葡萄糖酸锑钠，对杜氏利什曼原虫有很强的杀虫作用，疗效迅速而显著。如治疗中血白细胞尤其中性粒细胞继续减少，则暂停治疗。有心脏病、肝病者慎用。过期药物尤其已变色者因有变成3价锑加大毒性的可能，不应使用。如锑剂治疗3个疗程仍未愈者，称之为"抗锑剂"病人，则须用非锑剂治疗。

（2）非锑剂：本药疗效差，疗程长，复发率高，毒副作用较大，故仅用于锑剂过敏、无效或有粒细胞缺乏症者。

3.手术治疗

脾切除多种治疗无效，病原体仍可查到，脾明显肿大并伴脾功能亢进者，应行脾切除术，术后再用锑剂治疗，以期根治。

4.并发症治疗

继发感染者及时用抗生素治疗。粒细胞减少者输新鲜血，适当应用升白细胞药物。

疟疾

疟疾是经按蚊叮咬或输入带疟原虫者的血液而感染疟原虫所引起的虫媒传染病。寄生于人体的疟原虫共有4种，即间日疟原虫、三日疟原虫、恶性疟原虫和卵形疟原虫。在我国主要是间日疟原虫和恶性疟原虫；其他两种少见，近年偶见国外输入的一些病例。不同的疟原虫分别引起间日疟、三日疟、恶性疟及卵形疟。本病主要表现为周期性规律发作，全身发冷、发热、多汗，长期多次发作后，可引起贫血和脾肿大。

一、疑似病例

在疟疾流行季节疟区居住或旅游，近年有疟疾发作史或近期接受过输血，出现间歇发作寒战、高热和大汗，继以症状明显缓解，可伴有脾肿大和贫血；或不明原因的高热、寒战、昏迷、抽搐等症状。

二、确诊病例

（1）用抗疟药治疗，3天内症状得到控制者。

（2）血液检查发现疟原虫。

临床诊断：疑似病例加（1）项。

实验确诊：疑似病例加（2）项。

三、疟疾的治疗

1.基础治疗

（1）发作期及退热后24小时应卧床休息。

（2）要注意水分的补给，对食欲不佳者给予流质或半流质饮食，至恢复期给予高蛋白饮食；吐泻不能进食者，则适当补液；有贫血者可辅以铁剂。

（3）寒战时注意保暖；大汗应及时用干毛巾或温湿毛巾擦干，并随时更换汗湿的衣被，以免受凉；高热时采用物理降温，过高热病人因高热难忍可药物降温；凶险发热者应严密观察病情，及时发现生命体征的变化，详细记录出入量，做好基础护理。

（4）按虫媒传染病做好隔离。病人所用的注射器要洗净消毒。

2.病原治疗

目的是既要杀灭红内期的疟原虫以控制发作，又要杀灭红外期的疟原虫以防止复发，并要杀灭配子体以防止传播。

（1）间日疟、三日疟和卵形疟治疗：包括现症病例和间日疟复发病例，须用血内裂殖体杀灭药如氯喹，杀灭红内期的原虫，迅速退热，并用组织期裂殖体杀灭药亦称根治药或抗复发药进行根治或称抗复发治疗，杀灭红外期的原虫。常用氯喹与伯氨喹联合治疗。

（2）恶性疟治疗：对氯喹尚未产生抗性地区，仍可用氯喹杀灭红细胞内期的原虫，同时须加用配子体杀灭药。成人口服氯喹加伯氨喹。

3.凶险发作的抢救原则

（1）迅速杀灭疟原虫无性体。

（2）改善微循环，防止毛细血管内皮细胞崩裂。

（3）维持水电平衡。

4.快速高效抗疟药

可选用青蒿素和青蒿琥酯等。

5.其他治疗

（1）循环功能障碍者，按感染性休克处理，给予皮质激素、茛菪类药、肝素、低分右旋糖酐等。

（2）高热惊厥者，给予物理、药物降温及镇静止惊。

（3）脑水肿应脱水；心力衰竭肺水肿应强心利尿；呼吸衰竭应用呼吸兴奋药，或人工呼吸器；肾衰竭重者可做血液透析。

（4）黑尿热则首先停用奎宁及伯氨喹，继之给予激素、碱化尿液、利尿等。

登革热

登革热是登革病毒经蚊媒传播引起的急性虫媒传染病。登革病毒感染后可导致隐性感染、登革热、登革出血热，登革出血热在我国少见。典型的登革热临床表现为起病急骤，高热，头痛，肌肉、骨关节剧烈酸痛，部分病人出现皮疹、出血倾向、淋巴结肿大、白细胞计数减少、血小板减少等。本病主要在热带和亚热带地区流行，我国广东、香港、澳门等地是登革热流行区。由于本病系由伊蚊传播，故流行有一定的季节性，一般在每年的5~11月份，高峰在7~9月份。在新流行区，人群普遍易感，但发病以成人为主，在地方性流行区，发病以儿童为主。

一、疑似病例

（1）本病流行区蚊虫叮咬季节中，急起发热、头痛、眼球痛、肌痛、关节痛、鼻衄、出疹、淋巴结肿大者。

（2）皮疹为斑疹，一般在发热4~5天热退再起时出现，分布于躯干和四肢，随体温下降皮疹消失，少数病例可有烦躁、抽搐、意识障碍、脑膜刺激等中枢神经症状。

（3）高热下降，而皮肤出现瘀点、瘀斑，或有注射部位局部出血、胃肠道出血等自发出血、血压下降者。

二、确诊病例

（1）居住于流行地区，或曾去流行地区旅行，5~9天前有被蚊虫叮咬病史。

（2）束膊试验阳性，自发性出血。

（3）脉搏微弱，出现休克。

（4）病毒分离阳性，并鉴定为登革热病毒。

（5）血液中特异性IgM抗体阳性。

（6）恢复期血液IgG抗体比急性期高4倍以上者。

临床诊断：疑似病例加（1）或（1）与（2）或（1）与（2）与（3）项。

实验确诊：疑似病例加（4）或（5）或（6）项。

三、治疗

目前对本病尚无确切有效的病原治疗，主要采取支持及对症治疗措施。

1.一般治疗

病人住有防蚊设备的隔离病房。急性期应卧床休息，直至体温、血小板计数恢复正常，无出血倾向，才可适当活动。饮食以流质或半流质的富含营养的易消化食物为宜。注意清洁口腔和皮肤，保持粪便通畅。

2.降低体温

对高热病人宜先用物理降温，如冰敷、酒精拭浴，慎用止痛退热药物。对高热不退及毒血症状严重者，可短期应用小剂量肾上腺皮质激素，如口服泼尼松。

3.补液

对出汗多、腹泻者，先进行口服补液，注意水、电解质与酸碱平衡。必要时应采用静脉补液，纠正脱水、低血钾和代谢性酸中毒，但应时刻警惕诱发脑水肿、颅内高压症、脑疝的可能性。

4.降低颅内压

对剧烈头痛、出现颅内高压症的病例应及时应用20%甘露醇注射液快速静脉滴注。同时静脉滴注地塞米松，有助于减轻脑水肿、降低颅内压。对呼吸中枢受抑制的病人，应及时应用人工呼吸机治疗。

5.止血

有出血倾向者，给予卡巴克洛、维生素K等一般止血药物，出血量大时可输全血或血小板。

丙类传染病

肺结核

结核病是由结核分枝杆菌引起的慢性传染病，可侵及许多脏器，以肺部结核感染最为常见。排菌者为其重要的传染源。人体感染结核菌后不一定发病，当抵抗力降低或细胞介导的变态反应增高时，才可能引起临床发病。若能及时诊断，并予合理治疗，大多可获临床痊愈。

一、疑似病例

凡符合下列项目之一者：

（1）痰结核菌检查阴性，胸部X线检查怀疑活动性肺结核病变。

（2）痰结核菌检查阴性，胸部X线检查有异常阴影，病人有咳嗽、吐痰、低烧、盗汗等肺结核症状或按肺炎治疗观察2~4周未见吸收。

（3）儿童结核菌素试验（5个单位，相当于1：2000）强阳性反应者，伴有结核病临床症状。

二、确诊病例

凡符合下列项目之一者：

（1）痰结核菌检查阳性（包括涂片或培养）。

（2）痰结核菌阴性，胸部X线检查有典型的活动性结核病变表现。

（3）肺部病变标本、病理学诊断为结核病变。

（4）疑似肺结核病者，经临床X线随访、观察后，可排除其他肺部病变。

（5）临床上已排除其他原因引起之胸腔积液，可诊断结核性胸膜炎。

三、治疗

1.药物治疗

药物治疗的主要作用在于缩短传染期，降低死亡率、感染率及患病率。对于每个具体病人，则为达到临床及生物学治愈的主要措施，合理化治疗是指对活动性结核病坚持早期、联用、适量、规律和全程使用敏感药物的原则。

（1）早期治疗：一旦发现和确诊后立即给药治疗。

（2）联用：根据病情及抗结核药的作用特点，联合两种以上药物，以增强与确保疗效。

（3）适量：根据不同病情及不同个体规定不同给药剂量。

（4）规律：病人必须严格按照治疗方案规定的用药方法，有规律地坚持治疗，不可随意更改方案或无故随意停药，亦不可随意间断用药。

（5）全程：乃指病人必须按照方案所定的疗程坚持治满疗程，短程通常为6~9个月。一般而言，初治病人按照上述原则规范治疗，疗效高达98%，复发率低于2%。

2.手术治疗

外科手术已较少应用于肺结核治疗。对大于3cm的结核球与肺癌难以鉴别时，复治的单侧纤维厚壁空洞、长期内科治疗未能使痰菌转阴者，或单侧的毁损肺伴支气管扩张、已丧失功能并有反复咯血或继发感染者，可做肺叶或全肺切除。结核性脓胸和（或）支气管胸膜瘘经内科治疗无效且伴同侧活动性肺结核时，宜作肺叶–胸膜切除术。

手术治疗禁忌证有：支气管黏膜活动性结核病变，而又不在切除范围之内者全身情况差或有明显心、肺、肝、肾功能不全。只有药物治疗失败无效时才考虑手术。手术前后病人无例外也要应用抗结核药。1993年我国胸外科在肺结核、肺癌外科手术适应证学术研讨会上，提出肺结核手术适应证如下。

（1）空洞性肺结核手术适应证：①经抗结核药物初治和复治规则治疗（约18个月），空洞无明显变化或增大，痰菌阳性者，尤其是结核菌耐药的病例；②如反复咯血、继发感染（包括真菌感染）等，药物治疗无效者；③不能排除癌性空洞者；④非典型分枝杆菌，肺空洞化疗效果不佳或高度者。

（2）结核球手术适应证：①结核球经规则抗结核治疗18个月，痰菌阳性，咯血者；②结核球不能除外肺癌者；③结核球直径>3厘米，规则化疗下无变化，为相对手术适应证。

（3）毁损肺手术适应证：经规则抗结核治疗仍有排菌、咯血及继发感染者。

（4）肺门纵隔淋巴结核手术适应证：①经规则抗结核治疗，病灶扩大者；②病灶压迫气管、支气管引起严重呼吸困难者；③病灶穿破气管、支气管引起肺不张，干酪性肺炎，内科治疗无效者；④不能排除纵隔肿瘤者。

（5）大咯血急诊手术适应证：①24小时咯血量>600mL，经内科治疗无效者；②出血部位明确；③心肺功能和全身情况许可；④反复大咯血，曾出现过窒息、窒息先兆或低血压、休克者。

（6）自发性气胸手术适应证：①气胸多次发作（2~3次以上）者；②胸腔闭式引流2周以上仍继续漏气者；③液气胸有早期感染迹象者；④血气胸经胸腔闭式引流后肺未复张者；⑤气胸侧合并明显肺大疱者；⑥一侧及对侧有气胸史者应及早手术。

血吸虫病

血吸虫病是由裂体吸虫属血吸虫引起的一种慢性寄生虫病，主要流行于亚、非、拉美的73个国家，患病人数约2亿。血吸虫病主要分两种类型：一种是肠血吸虫病，主要由曼氏血吸虫和日本血吸虫引起；另一种是尿路血吸虫病，由埃及血吸虫引起。我国主要流行的是日本血吸虫病。

一、疑似病例

在流行区有疫水接触史并有以下临床表现。

1.急性血吸虫病

疫水接触部位的皮肤出现皮炎、发热、肝大，伴有肝区压痛、腹痛、腹泻、周围血液嗜酸粒细胞显著增多。

2.慢性血吸虫病

无症状或慢性腹泻，可伴有腹痛、脓血便、肝脾肿大，嗜酸粒细胞高于正常。

3.晚期血吸虫病

不能用其他原因来解释的肝硬化及生长发育障碍或侏儒症，或腹部肉芽肿。

二、确诊病例

（1）粪检出现血吸虫卵或孵化检出毛蚴。

（2）直肠黏膜组织活检找到日本血吸虫卵。

（3）具有晚期血吸虫病表现，肝组织活检找到日本血吸虫卵或有虫卵肉芽肿，门脉周围纤维化病变。

实验确诊：疑似病例加（1）或（2）或（3）项。

诊断困难者，可进行血清免疫反应，结合流行病学史、临床综合判定。

三、治疗

1.支持与对症疗法

急性期持续高热病人，可先用肾上腺皮质激素或解热剂缓解中毒症状和降温处理。对慢性和晚期病人，应加强营养给予高蛋白饮食和多种维生素，并注意对贫血的治疗，肝硬化有门脉高压时，应加强肝治疗，以及外科手术治疗。患有其他肠道寄生虫病者应驱虫治疗。

2.病原治疗

（1）吡喹酮：本药目前为治疗血吸虫病的首选药物，具有高效、低毒、副作用轻、口服、疗程短等优点。对幼虫、童虫及成虫均有杀灭作用。对急性血吸虫病临床治疗治愈率很高。副作用少而轻，可有头昏、乏力、出汗、轻度腹疼等。

（2）蒿甲醚和青蒿琥酯也可用于治疗血吸虫病。

丝虫病

丝虫病是指丝虫寄生在淋巴组织、皮下组织或浆膜腔所致的寄生虫病。我国只有班克鲁夫丝虫（班氏）和马来布鲁丝虫（马来丝虫）。本病由吸血昆虫传播。丝虫病的症状体征因丝虫寄生部位不同而异。早期主要表现为淋巴管炎和淋巴结炎，晚期则出现淋巴管阻塞所引起的一系列症状和体征。诊断主要靠在血液或皮肤组织内检出微丝蚴。预防方法为消灭传染媒介，加强个人防护，治疗病人及感染者，全民服药以消灭传染源。

一、疑似病例

有在流行季节流行区居住史，发生反复发作的淋巴结炎与逆行淋巴管炎、象皮肿、鞘膜积液、乳糜尿、ELISA 或 IFA 检测抗体试验阳性者。

二、确诊病例

实验确诊：从夜间采集病人的血中（或有时在尿及抽出液内）查到微丝蚴，或在淋巴结、淋巴管内找到成虫。

三、治疗

1.病原治疗

（1）治疗药物：主要是乙胺嗪。乙胺嗪对两种丝虫均有杀灭作用，对马来丝虫的疗效优于班氏丝虫，对微丝蚴的作用优于成虫。国内乙胺嗪的常用疗法为7日疗法治疗班氏丝虫病；4日疗法治疗马来丝虫病。病人服药后可因大量微丝蚴的死亡而引起变态反应，出现发热、寒战、头痛等症状，应及时处理。为了减少乙胺嗪的副作用，现在防治工作中广泛采用了乙胺嗪药盐，食用半年，可使中、低度流行区的微丝蚴阳性率至1%以下，且副作用轻微。

（2）阿苯达唑，每日2次，可杀死成虫，但对微丝蚴无直接作用。

（3）近年我国研制成功抗丝虫新药呋喃嘧酮，对微丝蚴与成虫均有杀灭作用，对两种丝虫均有良好效果。对班氏丝虫病的疗效优于乙胺嗪。

2.对症治疗

对急性淋巴结炎，受累部位给予局部护理，如足部护理，清洗感染部位，及时给予抗菌药物治疗，足部每天涂抹抗真菌药膏。对象皮肿病人除给予乙胺嗪杀虫外，还可结合中医中药及桑叶注射液加绑扎疗法或烘绑疗法。对阴囊象皮肿及鞘膜积液病人，可用鞘膜翻转术外科手术治疗。对乳糜尿病人，轻者经休息可自愈；也可用1%硝酸银肾盂冲洗治疗。严重者以显微外科手术作淋巴管-血管吻合术治疗，可取得较好疗效。

包虫病

包虫病，又称棘球蚴病，是细粒棘球绦虫的幼虫感染人体所致的疾病。该病为人畜共患病。狗为终宿主，羊、牛是中间宿主；人因误食虫卵成为中间宿主而患包虫病。

一、疑似病例

在流行区生活、与犬或其他动物有接触史，临床主要有肝、肺或其他器官组织有疑似包虫的囊肿及其相应的症状、体征。

二、确诊病例

（1）包中囊液抗原皮试阳性。

（2）手术摘除的囊肿或排出物经病原学鉴定为棘球蚴的组织，如头节、小钩等。

（3）B型超声波、CT、X线等检查发现疑似包虫囊肿，同时有血清免疫学试验，如间接免疫荧光、酶联免疫吸附、间接血凝、Casoni等两项实验阳性者。

临床诊断：疑似病例加（1）项。

实验确诊：疑似病例加（2）或（3）项。

三、治疗

由于手术后复发的问题未能得到有效解决，近年来药物治疗问题日益受到人们的重视。

阿苯达唑：本药在口服后吸收率很低，而且不同个体之间血药浓度的变化很大。其有效代谢产物阿苯达唑亚砜。

国际推荐的治疗剂量是8~15mg/（kg·d），连续服药4周，停药2周，可反复进行3~4个疗程。国内普遍使用片剂的剂量为20mg/（kg·d），但疗效未见提高。

吡喹酮：对绦虫成虫的作用极强，是用于驱除家犬细粒棘球绦虫感染最有效的药物，但对棘球蚴的疗效不理想。至今也未见到用吡喹酮治疗包虫病较系统的临床疗效评价。

麻风病

麻风是由麻风杆菌引起的一种慢性传染病，主要病变在皮肤和周围神经。临床表现为麻木性皮肤损害，神经粗大，严重者甚至肢端残废。本病在世界上流行甚广，我国则流行于广东、广西、四川、云南以及青海等省、自治区。新中国成立后由于积极防治，本病已得到有效的控制，发病率显著下降。

一、疑似病例

有长期密切或无明确接触史，出现以下一种或数种皮损：面部潮红和（或）其他部位的浅色斑、淡红斑、斑块和结节等长期不消退皮损，无汗，温、触痛感觉减退或消失，可伴有感觉异常，如局部蚁行感、灼热感或麻木，或伴有外周神经粗大、疼痛或触痛、手足肌肉萎缩等。

二、确诊病例

（1）出现疑似病例中的皮损和（或）麻木、闭汗区，并伴有温觉、痛觉、触觉障碍。

（2）耳大、尺、腓总神经等外周神经或皮损周围皮神经粗大、触痛且受累神经支配区有感觉迟钝或消失，皮损毳毛脱落、闭汗。并伴有运动功能障碍，如闭眼、对指、足背屈以及肌肉萎缩和畸形等。

（3）眶上、耳垂及皮损边缘等浸润处皮肤组织液涂片，抗酸染色有或无抗酸杆菌。

（4）皮损组织活检可见特异性麻风病变，有或无抗酸杆菌。

临床诊断：具备（1）、（2）两项。

实验确诊：具备（1）加（3）项（抗酸染色阳性）或（1）加（4）项。

三、治疗

需隔离，早期、及时、足量、足程、规则治疗，可使健康恢复较快，减少畸形残废及出现复发。为了减少耐药性的产生，现在主张数种有效的抗麻风化学药物联合治疗。

1.化学药物

（1）氨苯砜（DDS）：为首选药物。副作用有贫血、药疹、粒细胞减少及肝肾功能障碍等。近年来，由于耐氨苯砜麻风菌株的出现，多主张采用联合疗法。

（2）氯法齐明（B633）：不但可抑制麻风杆菌，而且可抗Ⅱ型麻风反应。长期服用可出现皮肤红染及色素沉着。

（3）利福平（RFP）：对麻风杆菌有快速杀灭作用。

2.免疫疗法

正在研究的活卡介苗加死麻风菌的特异免疫治疗可与联合化疗同时进行。其他如转移因子、左旋咪唑等可作为辅助治疗。

3.麻风反应的治疗

酌情选用酞咪哌酮、皮质类固醇激素、氯法齐明、雷公藤、静脉封闭及抗组胺类药物等。

4.并发症的处理

足底慢性溃疡者，注意局部清洁，防止感染，适当休息，必要时须扩创或植皮。畸形者，加强锻炼、理疗、针灸，必要时作矫形手术。

流行性感冒

流行性感冒简称流感，是由甲、乙、丙三型流感病毒分别引起的一种急性呼吸道疾病。流感在中国以冬春季多见，临床表现以高热、乏力、头痛、咳嗽、全身肌肉酸痛等全身中毒症状为主，而呼吸道症状较轻。

流感病毒容易发生变异，传染性强，人群普遍易感，发病率高，历史上在全世界引起多次暴发性流行，是全球关注的重要公共卫生问题。

一、疑似病例

（1）近期本地或邻近地区"上感"病人明显增多。

（2）出现急起畏寒高热、头痛、浑身酸痛和乏力等中毒症状，并伴有呼吸道卡他症状。

（3）出现恶心、呕吐和腹泻症状，但发病急而恢复快并伴有呼吸道卡他症状。

（4）流感流行期"上感"病人。

符合上述（1）、（2）项或（1）、（3）项或（1）、（4）项者，为疑似病例。

二、确诊病例

（1）从病人鼻咽部采集标本或死者组织中分离到流感病毒或查到流感病毒颗粒或其特异蛋白或其特异核酸成分。

（2）测定恢复期血清抗体比急性期有≥4倍升高或恢复期血清用ＮＰ抗原进行型特异补体结合测定其效价≥1：32。

实验确诊：疑似病例具备（1）或（2）项。

三、治疗

流感病人大多数为轻症病例，治疗可分为一般治疗、抗病毒治疗、中医治疗等方法，如果症状较为严重，建议及时到医院就诊，听从医生的建议进行相应的检查和治疗。流感高危人群容易引发重症流感，尽早抗病毒治疗可减轻症状、减少并发症、缩短病程、降低病死率。

1.一般治疗

（1）隔离：对于临床诊断病人及确诊病人都应该尽早隔离治疗。轻症病人可自行居家隔离，避免与他人密切接触。

（2）休息及饮食：保持房间通风、充分休息；饮食应当注意多饮水，摄入易于消化和富有营养的食物，注意保持鼻、咽、口腔卫生。

（3）降温：高热者可进行物理降温。

（4）密切关注重症流感的发生发展：一旦出现持续高热，伴有剧烈咳嗽、呼吸困难、神志不清、严重呕吐与腹泻等重症倾向，应及时就诊。孕产妇、儿童、老人以及慢性病人更容易产生重症流感，应当及早就诊。

2.药物治疗

（1）对症治疗：高热者可应用解热药物。需注意，儿童忌用阿司匹林或含阿司匹林及其他水杨酸制剂。咳嗽咳痰严重者应给予止咳祛痰药物。根据缺氧程度采用适当的方式进行氧疗。

（2）对因治疗：流感的对因治疗即抗病毒治疗，需注意流感病人应避免盲目使用抗生素，应严格在医生指导下用药。重症或有重症流感高危因素者应尽早给予抗流感病毒治疗，不必等待病毒检测结果，抗病毒药物在患病48小时内应用效果最好。奥司他韦、扎那米韦、帕拉米韦等神经氨酸酶抑制剂是甲型和乙型流感的有效治疗药物，早期尤其是发病48小时之内应用抗流感病毒药物，能显著降低流感重症和死亡的发生率。

3.中医治疗

建议病人在正规医疗机构就诊后，在医生指导下，根据辨证予以中成药治疗。

轻症主要辨证治疗方案如下。

（1）风热犯卫型

主症：发病初期，发热或未发热、咽红不适、轻咳少痰、无汗。

常用中成药：疏风解表、清热解毒类，如金花清感颗粒、连花清瘟胶囊（颗粒）、清开灵颗粒（胶囊、软胶囊、片）、疏风解毒胶囊、银翘解毒类等。儿童可选儿童抗感颗粒、小儿豉翘清热颗粒等。

（2）风寒束表型

主症：发病初期，恶寒、发热或未发热、无汗、身痛头痛、流清涕。

常用中成药：九味羌活丸（颗粒）、正柴胡饮颗粒、感冒清热颗粒（胶囊）等。

（3）表寒里热型

主症：恶寒、高热、头痛、身体酸痛、咽痛、鼻塞、流涕、口渴。

常用中成药：连花清瘟胶囊、金花清感颗粒等。

（4）热毒袭肺型

主症：高热、咳喘、痰黏、痰黄、咯痰不爽、口渴喜饮、咽痛、目赤。

常用中成药：清热解毒、宣肺止咳类，如连花清瘟胶囊（颗粒）、金花清感颗粒、疏风解毒胶囊、银黄类制剂等。

流行性腮腺炎

流行性腮腺炎简称流腮，俗称痄腮。四季均有流行，以冬、春季常见，是儿童和青少年期常见的呼吸道传染病。它是由腮腺炎病毒引起的急性、全身性感染，以腮腺肿痛为主要特征，有时亦可累及其他唾液腺。常见的并发症为病毒脑炎、睾丸炎、胰腺炎及卵巢炎。腮腺炎病毒属副黏液病毒科。病人是传染源，通过直接接触、飞沫、唾液的吸入为主要传播途径。接触病人后2~3周发病。流行性腮腺炎前驱症状较轻，主要表现为一侧或两侧以耳垂为中心，向前、后、下肿大，肿大的腮腺常呈半球形边缘不清，表面发热，有触痛。7~10天消退。本病为自限性疾病，目前尚缺乏特效药物，抗生素治疗无效。一般预后良好。

一、疑似病例

发热、畏寒、疲倦、食欲不振，1~2天后单侧或双侧非化脓性腮腺肿痛或其他唾液腺肿痛者。

二、确诊病例

（1）腮腺肿痛或其他唾液腺肿痛与压痛，吃酸性食物时胀痛更为明显，腮腺管口可见红肿，白细胞计数正常或稍低，后有淋巴细胞增加。

（2）在8~30天内与腮腺病人有密切接触史。

（3）唾液中分离到流行性腮腺炎病毒。

（4）血清中特异性IgM抗体阳性。

（5）恢复期血清IgG抗体滴度比急性期升高4倍以上，或恢复期血清抗体阳转。

临床诊断：疑似病例加（1）项，参考（2）项。

实验确诊：疑似病例加（3）或（4）或（5）项。

三、治疗

本病为自限性疾病，目前尚无抗腮腺炎特效药物，抗生素治疗无效。主要对症治疗，隔离病人使之卧床休息直至腮腺肿胀完全消退。注意口腔清洁，饮食以流质或软食为宜，避免酸性食物，保证液体摄入量。可用利巴韦林及中草药治疗，紫金锭或如意金黄散，用醋调后外敷。体温达38.5℃以上可用解热镇痛药。并发脑膜脑炎者给予镇静、降颅压等药物。睾丸炎患儿疼痛时给解热镇痛药，局部冷敷用睾丸托，可用激素及抗生素。并发胰腺炎应禁食，补充能量，注意水、电解质平衡。

风疹

风疹是由风疹病毒（RV）引起的急性呼吸道传染病，包括先天性感染和后天获得性感染。临床上以前驱期短、低热、皮疹和耳后、枕部淋巴结肿大为特征。一般病情较轻，病程短，预后良好。但风疹极易引起暴发传染，一年四季均可发生，以冬春季发病为多，易感年龄以1~5岁为主，故流行多见于学龄前儿童。孕妇早期感染风疹病毒后，虽然临床症状轻微，但病毒可通过胎血屏障感染胎儿，不论发生显性或不显性感染，均可导致以婴儿先天性缺陷为主的先天性风疹综合征（CRS），如先天性胎儿畸形、死胎、早产等。因此，风疹的早期诊断及预防极为重要。目前没有特异性方法治疗风疹，但是可通过免疫接种预防疾病发生。

一、疑似病例

发热、出现红色斑丘疹、耳后或颌下或颈部淋巴结肿大或伴有关节痛。

二、确诊病例

（1）在14~21天内与风疹病人有明显接触史。

（2）在8年内已接受过麻疹活疫苗接种。

（3）末梢血白细胞总数减少，淋巴细胞增多。

（4）咽拭子标本或尿或脏器活检标本中分离到风疹病毒。

（5）血清中风疹IgM抗体阳性者。

（6）恢复期血清风疹IgG抗体滴度较急性期有4倍以上升高或恢复期抗体阳转。

临床诊断：疑似病例加上（1）或（1）与（2）或（1）与（3）项。

实验确诊：疑似病例加上（4）或（5）或（6）项。

三、风疹的治疗

1.一般对症疗法

风疹病人一般症状轻微，不需要特殊治疗，主要为对症治疗。症状较显著者，应卧床休息，给予流质或半流质饮食。对高热、头痛、咳嗽、结膜炎者可予对症处理。

2.并发症治疗

高热、嗜睡、昏迷、惊厥者，应按流行性乙型脑炎的原则治疗。出血倾向严重者，可用肾上腺皮质激素治疗，必要时输新鲜全血。

3.先天性风疹

无症状感染者无需特别处理。有严重症状者应做相应处理：有明显出血者可考虑静脉输注免疫球蛋白，必要时输血；肺炎、呼吸窘迫、黄疸、心脏瓣膜畸形、视网膜病等处理原则同其他新生儿；充血性心力衰竭和青光眼者需积极处理，白内障治疗最好延至1岁以后；早期和定期进行听觉脑干诱发电位检查，以早期诊断耳聋而及时干预。

新生儿破伤风

新生儿破伤风又称"四六风""脐风""七日风"等，系由破伤风梭状杆菌侵入脐部，产生毒素而引起以牙关紧闭和全身肌肉强直性痉挛为特征的急性严重感染性疾病。随着我国城乡新法接生技术的应用和推广，本病的发病率已经明显降低。但在偏远山区，农村及由私人接生者仍可发生。

一、确诊病例

（1）新生儿出生后3~7日出现哭闹不安，发热，下颌关节强直，吸奶困难，牙关紧闭，面部肌肉痉挛，口角向两侧牵引，呈苦笑面容，继而痉挛波及全身，出现颈项强直，角弓反张和四肢抽搐、膈肌、肋间肌及声门痉挛导致青紫、呼吸及心力衰竭。

（2）从创伤部位分离到破伤风杆菌。

（3）用未消毒或未经严格消毒的器具断脐者。

二、临床诊断

具备上述（1）、（2）项或（1）、（3）项。

三、治疗

控制痉挛、预防感染、保证营养是治疗的三大要点。

1.控制痉挛

是治疗成功的关键。

（1）地西泮：首选药物，缓慢静脉注射，5分钟内即可达有效浓度。但半衰期短，不适合做维持治疗，4~6小时1次，重症用药间隔可缩短至3小时一次，痉挛短暂停止后立即留置胃管，地西泮改用口服制剂，由胃管注入。

（2）苯巴比妥钠：是治疗新生儿其他惊厥的首选药，但用于破伤风，难以很好地控制痉挛，可与地西泮交替使用。

（3）10%水合氯醛：胃管注入或灌肠，作为发作时临时用药。

（4）副醛：止痉效果快而安全，但主要由肺排出而刺激呼吸道黏膜，有肺炎时不宜采用。多为临时使用一次。

（5）硫喷妥钠：用以上药物后仍痉挛不止时可选用。肌内注射或缓慢静脉注射。

2.抗病毒

马血清破伤风抗毒素（TAT）只能中和游离的破伤风毒素，对已与神经节苷脂结合的毒素无效。因此，越早用越好。

3.抗生素

青霉素或头孢菌素、甲硝唑静脉滴注，可杀灭破伤风杆菌。

4.护理

将患儿置于安静、避光的环境，尽量减少刺激以减少痉挛发作。必需的操作如测体温、翻身等尽量集中进行。及时清除痰液，保持呼吸道通畅及口腔、皮肤清洁。病初应暂禁食，通过静脉供给营养及药物，痉挛减轻后再经胃管喂养。脐部用3%过氧化氢清洗，再涂抹碘酒以消灭残余破伤风杆菌。

急性出血性结膜炎

急性出血性结膜炎（简称 AHC）是1969年新发现的一种眼病，系由肠道病毒70型所引起，现已波及世界各地，成为目前人类最常见的眼病之一。本病具有发病快、传染性强，可并有结膜下出血和角膜上皮损害等特点。本病多发生于夏秋季节，主要通过水或直接接触传染。人类对本病普遍易感，无性别差异。多数病例在发病时可有耳前颌下淋巴结肿大，并有压痛。该症状随结膜炎的消退而消失。极少数病例尚可出现虹膜炎的改变。

一、疑似病例

急起眼睑红肿、结膜充血、球结膜水肿、出血而全身症状不明显者。

二、确诊病例

（1）本地有急性出血性结膜炎流行，与出血性结膜炎病人有接触者或24小时内曾有游泳池水或公用毛巾等接触史。

（2）眼部病毒分离阳性，并鉴定为 EV70 型或 COXA24 型变种或为腺病毒。

（3）眼部分泌物中查到 EV70 型或 COXA24 型变种的抗原。

（4）血液中抗上述任何1种病毒 IgM 或眼分泌物中 IgA 抗体阳性。

（5）恢复期血清中上述任何1种病毒 IgG 抗体滴度比急性期有4倍以上升高或抗体阳转。

临床诊断：疑似病例加（1）项。

实验确诊：疑似病例加（2）或（3）或（4）或（5）项。

三、治疗

病期休息有利于隔离与康复。目前尚无特殊有效的疗法，抗生素、磺胺药对本病无疗效。抗生素滴眼剂仅用为预防细菌感染。4%吗啉胍、0.1%羟苄唑、0.1%利巴韦林滴眼剂等对有些病毒株有抑制作用。基因工程干扰素滴眼剂有广谱抗病毒作用，可用于重症治疗及密切接触者预防感染。中药金银花、野菊花、板蓝根、桑叶、薄荷等热熏敷或提取液滴眼可缓解症状。

感染性腹泻病

我国感染性腹泻病的主要病原为致泻性大肠埃希菌、志贺菌、空肠弯曲菌、沙门菌、轮状病毒，仍以细菌性病原为主（城市占57.6%，农村占64.9%）。

一、临床诊断

大便检查除外霍乱、痢疾、伤寒和副伤寒病原感染引起的腹泻病人，每日3次或3次以上的稀便或水样便，食欲不振、呕吐或不呕吐，可伴有发热、腹痛及全身不适症状。

二、实验确诊

从腹泻病人大便中分离到其他肠道致病菌或致病寄生虫或检出肠道致腹泻病毒、病毒抗原或特异性核酸。

三、治疗

治疗原则：预防脱水，纠正脱水，继续饮食，合理用药。

（一）急性腹泻病的液体治疗

1.治疗方案一

适用于无脱水病人，可在家庭治疗，提出家庭治疗三原则。

（1）给病人口服足够的液体以预防脱水（可选用米汤加盐溶液、糖盐水或ORS，小于2岁及2~10岁，每次腹泻后分别服用50~100ml及100~200ml）。

（2）给病人足够的食物以预防营养不良（应继续母乳喂养或稀释牛奶喂养2~3天，以后恢复正常饮食，6个月以上患儿给已经习惯的平常饮食，鼓励病人多进食，每日进食，每日加餐1次，直至腹泻停止后2周）。

（3）如果3天不见好转，即应停止家庭治疗，带病人去医院诊治。

2.治疗方案二

适用于轻度至中度脱水患儿，用ORS及时纠正脱水，ORS新配方为每100mL水中加氯化钠3.5g、枸橼酸钠2.9g、氯化钾1.5g、无水葡萄糖20g。

3.治疗方案三

适用于重度脱水患儿。

（1）需立即静脉输液，经输液有尿后按每日100~200mg/kg补充氯化钾。

（2）一旦患儿能饮水，应量改口服ORS液，补液7小时后重新评估病情，选择合适的方案继续治疗。

（3）如无静脉输液条件，可鼻饲点滴ORS 20mL/（kg·h），连续6小时（总量120mL/kg），如病人反复呕吐或腹胀，应放慢鼻饲点滴速度。6小时后重新评估病情，选择合适的治疗方案。

（二）迁延性与慢性腹泻病的液体治疗

腹泻持续14天以上应到医院治疗，积极做好液体疗法，预防和治疗脱水，纠正水电解质和酸碱平衡紊乱。

（1）无脱水患儿服用方案一所推荐的液体，预防脱水。

（2）如有脱水应按等渗、低渗或高渗补充累积丢失液，并注意纠正酸中毒与钾、钠、钙、镁的失衡，低钾病人一般采用氯化钾100~300mL/（kg·d），分3~4次口服，有尿后才能静脉补钾，佝偻病患儿在输液同时即给口服钙片或钙粉，如出现手搐搦症立即给10%葡萄糖酸钙10mL稀释后缓慢静脉滴注，出现低镁血症时采用25%硫酸镁每次0.2mL/kg，每日1次，必要时一日可给2次，深部肌内注射。

（三）腹泻病的药物治疗

（1）感染性腹泻病：①水样便腹泻（约占70%）多为病毒或产毒素性细菌感染，一般不用抗生素。②如伴有明显中毒症状不能用脱水解释者选用抗生素治疗。③黏液脓血便病人（约占30%）多为侵袭性细菌感染，可选用口服庆大霉素、多黏菌素E、黄连素、氯霉素、呋喃唑酮、复方新诺明、阿米卡星，小儿慎用氧氟沙星。④伪膜性肠炎为难辨梭状芽孢杆菌，应立即停用已用抗生素，选甲硝唑、万古霉素、利福平等口服。霉菌性肠炎首先停用抗生素，采用制霉菌素、酮康唑或克霉唑口服。⑤阿米巴痢疾及兰氏贾第鞭毛虫肠炎采用甲硝唑口服。⑥隐孢子虫肠炎采用大蒜素口服。

（2）对迁延性或慢性腹泻病病人，抗生素仅适用于分离出特异病原的病例，并要根据药物敏感试验结果选择药物。

（3）微生态疗法：目的在于恢复肠道正常菌群的生态平衡，抵御病原菌定殖侵袭，有利于控制腹泻，可选用促菌生、回春生、双歧杆菌三联活菌胶囊、口服乳杆菌LB散等。

（4）补充微量元素与维生素：锌、铁、维生素PP、维生素A、维生素B_{12}和叶酸，有助于肠黏膜的修复。

（四）腹泻病的营养治疗

（1）急性腹泻病病人应给予足够的食物以预防营养不良，即使在霍乱、痢疾及轮状病毒肠炎病人肠道仍分别保持吸收能力在60%~80%，如果禁止饮食，40%患儿发生生长停顿，特别是迁延性或慢性腹泻病人多有营养障碍，因此继续饮食是必要的治疗措施。禁食是有害的。碳水化合物不耐受的糖原性腹泻病病人双糖酶严重缺乏，宜采用去双糖饮食，每100mL鲜豆浆加5%~10%葡萄糖或食用发酵酸奶。

（2）少数严重病例口服营养物质不能耐受可加强支持疗法，有条件单位可采用全静脉营养。